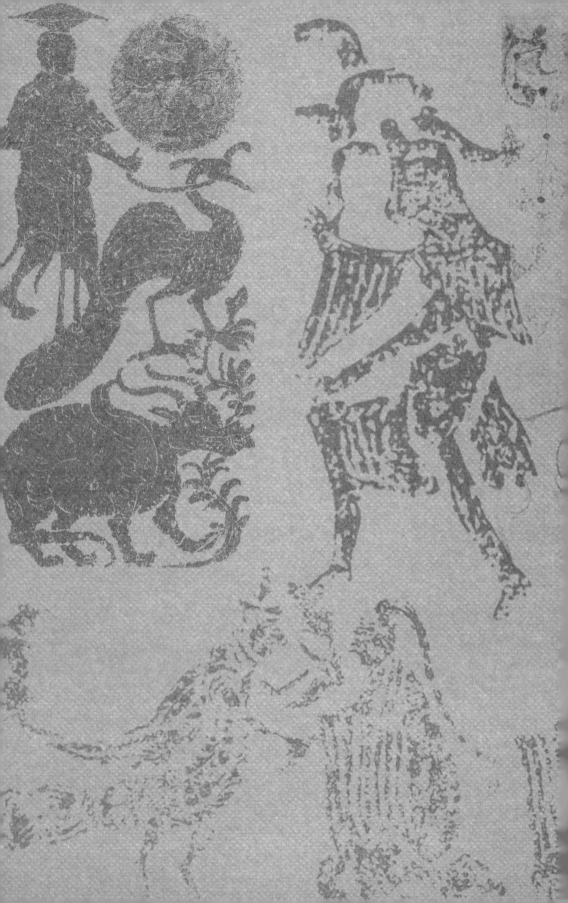

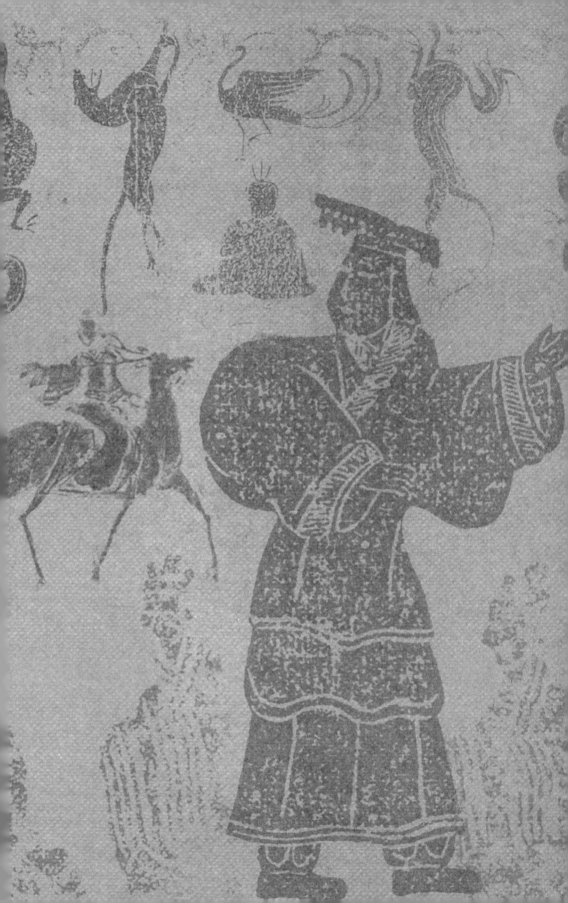

中国古医籍整理丛书

旧德堂医案

清·李用粹 著

清·唐玉书 辑

路波 董璐 焦振廉 校注

中国中医药出版社
·北京·

图书在版编目（CIP）数据

旧德堂医案/（清）李用粹著；（清）唐玉书辑；路波，董璐，焦振廉校注.—北京：中国中医药出版社，2015.12
（中国古医籍整理丛书）
ISBN 978 - 7 - 5132 - 2419 - 2

Ⅰ.①旧…　Ⅱ.①李…　②唐…　③路…　④董…　⑤焦…
Ⅲ.①中医学 - 临床医学 - 中国 - 清代　②医案 - 中国 - 清代
Ⅳ.①R249.49

中国版本图书馆 CIP 数据核字（2015）第 030455 号

中 国 中 医 药 出 版 社 出 版
北京市朝阳区北三环东路 28 号易亨大厦 16 层
邮政编码　100013
传真　010 64405750
三河市鑫金马印装有限公司印刷
各地新华书店经销

＊

开本 710×1000　1/16　印张 5.75　字数 30 千字
2015 年 12 月第 1 版　2015 年 12 月第 1 次印刷
书　号　ISBN 978 - 7 - 5132 - 2419 - 2

＊

定价　18.00 元
网址　www.cptcm.com

项目专家组

顾　问　马继兴　张灿玾　李经纬

组　长　余瀛鳌

成　员　李致忠　钱超尘　段逸山　严世芸　鲁兆麟
　　　　郑金生　林端宜　欧阳兵　高文柱　柳长华
　　　　王振国　王旭东　崔　蒙　严季澜　黄龙祥
　　　　陈勇毅　张志清

项目办公室（组织工作委员会办公室）

主　任　王振国　王思成

副主任　王振宇　刘群峰　陈榕虎　杨振宁　朱毓梅
　　　　刘更生　华中健

成　员　陈丽娜　邱　岳　王　庆　王　鹏　王春燕
　　　　郭瑞华　宋咏梅　周　扬　范　磊　张永泰
　　　　罗海鹰　王　爽　王　捷　贺晓路　熊智波

秘　书　张丰聪

前 言

中医药古籍是传承中华优秀文化的重要载体，也是中医学传承数千年的知识宝库，凝聚着中华民族特有的精神价值、思维方法、生命理论和医疗经验，不仅对于传承中医学术具有重要的历史价值，更是现代中医药科技创新和学术进步的源头和根基。保护和利用好中医药古籍，是弘扬中国优秀传统文化、传承中医学术的必由之路，事关中医药事业发展全局。

1949 年以来，在政府的大力支持和推动下，开展了系统的中医药古籍整理研究。1958 年，国务院科学规划委员会古籍整理出版规划小组在北京成立，负责指导全国的古籍整理出版工作。1982 年，国务院古籍整理出版规划小组召开全国古籍整理出版规划会议，制定了《古籍整理出版规划（1982—1990）》，卫生部先后下达了两批 200 余种中医古籍整理任务，掀起了中医古籍整理研究的新高潮，对中医文化与学术的弘扬、传承和发展，发挥了极其重要的作用，产生了不可估量的深远影响。

2007 年《国务院办公厅关于进一步加强古籍保护工作的意见》明确提出进一步加强古籍整理、出版和研究利用，以及

"保护为主、抢救第一、合理利用、加强管理"的方针。2009年《国务院关于扶持和促进中医药事业发展的若干意见》指出，要"开展中医药古籍普查登记，建立综合信息数据库和珍贵古籍名录，加强整理、出版、研究和利用"。《中医药创新发展规划纲要（2006—2020)》强调继承与创新并重，推动中医药传承与创新发展。

2003～2010年，国家财政多次立项支持中国中医科学院开展针对性中医药古籍抢救保护工作，在中国中医科学院图书馆设立全国唯一的行业古籍保护中心，影印抢救濒危珍本、孤本中医古籍1640余种；整理发布《中国中医古籍总目》；遴选351种孤本收入《中医古籍孤本大全》影印出版；开展了海外中医古籍目录调研和孤本回归工作，收集了11个国家和2个地区137个图书馆的240余种书目，基本摸清流失海外的中医古籍现状，确定国内失传的中医药古籍共有220种，复制出版海外所藏中医药古籍133种。2010年，国家财政部、国家中医药管理局设立"中医药古籍保护与利用能力建设项目"，资助整理400余种中医药古籍，并着眼于加强中医药古籍保护和研究机构建设，培养中医古籍整理研究的后备人才，全面提高中医药古籍保护与利用能力。

在此，国家中医药管理局成立了中医药古籍保护和利用专家组和项目办公室，专家组负责项目指导、咨询、质量把关，项目办公室负责实施过程的统筹协调。专家组成员对古籍整理研究具有丰富的经验，有的专家从事古籍整理研究长达70余年，深知中医药古籍整理研究的重要性、艰巨性与复杂性，履行职责认真务实。专家组从书目确定、版本选择、点校、注释等各方面，为项目实施提供了强有力的专业指导。老一辈专家的学术水平和智慧，是项目成功的重要保证。项目承担单位山东中医药大学、南京中医药大学、上海中医药大学、福建中医药大学、浙江省中医药研究院、陕西省中医药研究院、河南省中医药研究院、辽宁中医药大学、成都中医药大学及所在省市中医药管理部门精心组织，充分发挥区域间互补协作的优势，并得到承担项目出版工作的中国中医药出版社大力配合，全面推进中医药古籍保护与利用网络体系的构建和人才队伍建设，使一批有志于中医学术传承与古籍整理工作的人才凝聚在一起，研究队伍日益壮大，研究水平不断提高。

本着"抢救、保护、发掘、利用"的理念，该项目重点选择近60年未曾出版的重要古医籍，综合考虑所选古籍的保护价值、学术价值和实用价值。400余种中医药古籍涵盖了医经、基础理论、诊法、伤寒金匮、温病、本草、方书、内科、外科、女科、儿科、伤科、眼科、咽喉口齿、针灸推拿、养生、医案医话医论、医史、临证综合等门类，跨越唐、宋、金元、明以迄清末。全部古籍均按照项目办公室组织完成的行业标准《中医古籍整理规范》及《中医药古籍整理细则》进行整理校注，绝大多数中医药古籍是第一次校注出版，一批孤本、稿本、抄本更是首次整理面世。对一些重要学术问题的研究成果，则集中收录于各书的"校注说明"或"校注后记"中。

"既出书又出人"是本项目追求的目标。近年来，中医药古籍整理工作形势严峻，老一辈逐渐退出，新一代普遍存在整理研究古籍的经验不足、专业思想不坚定等问题，使中医古籍整理面临人才流失严重、青黄不接的局面。通过本项目实施，搭建平台，完善机制，培养队伍，提升能力，经过近5年的建设，锻炼了一批优秀人才，老中青三代齐聚一堂，有效地稳定了研究队伍，为中医药古籍整理工作的开展和中医文化与学术的传承提供必备的知识和人才储备。

本项目的实施与《中国古医籍整理丛书》的出版，对于加强中医药古籍文献研究队伍建设、建立古籍研究平台，提高古籍整理水平均具有积极的推动作用，对弘扬我国优秀传统文化，推进中医药继承创新，进一步发挥中医药服务民众的养生保健与防病治病作用将产生深远影响。

第九届、第十届全国人大常委会副委员长许嘉璐先生，国家卫生计生委副主任、国家中医药管理局局长、中华中医药学会会长王国强先生，我国著名医史文献专家、中国中医科学院马继兴先生在百忙之中为丛书作序，我们深表敬意和感谢。

由于参与校注整理工作的人员较多，水平不一，诸多方面尚未臻完善，希望专家、读者不吝赐教。

国家中医药管理局中医药古籍保护与利用能力建设项目办公室
二〇一四年十二月

许 序

"中医"之名立，迄今不逾百年，所以冠以"中"字者，以别于"洋"与"西"也。慎思之，明辨之，斯名之出，无奈耳，或亦时人不甘泯没而特标其犹在之举也。

前此，祖传医术（今世方称为"学"）绵延数千载，救民无数；华夏屡遭时疫，皆仰之以度困厄。中华民族之未如印第安遭染殖民者所携疾病而族灭者，中医之功也。

医兴则国兴，国强则医强。百年运衰，岂但国土肢解，五千年文明亦不得全，非遭泯灭，即蒙冤扭曲。西方医学以其捷便速效，始则为传教之利器，继则以"科学"之冕畅行于中华。中医虽为内外所夹击，斥之为蒙昧，为伪医，然四亿同胞衣食不保，得获西医之益者甚寡，中医犹为人民之所赖。虽然，中国医学日益陵替，乃不可免，势使之然也。呜呼！覆巢之下安有完卵？

嗣后，国家新生，中医旋即得以重振，与西医并举，探寻结合之路。今也，中华诸多文化，自民俗、礼仪、工艺、戏曲、历史、文学，以至伦理、信仰，皆渐复起，中国医学之兴乃属必然。

迄今中医犹为国家医疗系统之辅，城市尤甚。何哉？盖一则西医赖声、光、电技术而于 20 世纪发展极速，中医则难见其进。二则国人惊羡西医之"立竿见影"，遂以为其事事胜于中医。然西医已自觉将入绝境：其若干医法正负效应相若，甚或负远逾于正；研究医理者，渐知人乃一整体，心、身非如中世纪所认定为二对立物，且人体亦非宇宙之中心，仅为其一小单位，与宇宙万象万物息息相关。认识至此，其已向中国医学之理念"靠拢"矣，虽彼未必知中国医学何如也。唯其不知中国医理何如，纯由其实践而有所悟，益以证中国之认识人体不为伪，亦不为玄虚。然国人知此趋向者，几人？

国医欲再现宋明清高峰，成国中主流医学，则一须继承，一须创新。继承则必深研原典，激清汰浊，复吸纳西医及我藏、蒙、维、回、苗、彝诸民族医术之精华；创新之道，在于今之科技，既用其器，亦参照其道，反思己之医理，审问之，笃行之，深化之，普及之，于普及中认知人体及环境古今之异，以建成当代国医理论。欲达于斯境，或需百年欤？予恐西医既已醒悟，若加力吸收中医精粹，促中医西医深度结合，形成 21 世纪之新医学，届时"制高点"将在何方？国人于此转折之机，能不忧虑而奋力乎？

予所谓深研之原典，非指一二习见之书、千古权威之作；就医界整体言之，所传所承自应为医籍之全部。盖后世名医所著，乃其秉诸前人所述，总结终生行医用药经验所得，自当已成今世、后世之要籍。

盛世修典，信然。盖典籍得修，方可言传言承。虽前此 50 余载已启医籍整理、出版之役，惜旋即中辍。阅 20 载再兴整理、出版之潮，世所罕见之要籍千余部陆续问世，洋洋大观。

今复有"中医药古籍保护与利用能力建设"之工程，集九省市专家，历经五载，董理出版自唐迄清医籍，都 400 余种，凡中医之基础医理、伤寒、温病及各科诊治、医案医话、推拿本草，俱涵盖之。

噫！璐既知此，能不胜其悦乎？汇集刻印医籍，自古有之，然孰与今世之盛且精也！自今而后，中国医家及患者，得览斯典，当于前人益敬而畏之矣。中华民族之屡经灾难而益蕃，乃至未来之永续，端赖之也，自今以往岂可不后出转精乎？典籍既蜂出矣，余则有望于来者。

谨序。

第九届、十届全国人大常委会副委员长

许嘉璐

二〇一四年冬

王 序

中医学是中华民族在长期生产生活实践中，在与疾病作斗争中逐步形成并不断丰富发展的医学科学，是中国古代科学的瑰宝，为中华民族的繁衍昌盛作出了巨大贡献，对世界文明进步产生了积极影响。时至今日，中医学作为我国医学的特色和重要医药卫生资源，与西医学相互补充、相互促进、协调发展，共同担负着维护和促进人民健康的任务，已成为我国医药卫生事业的重要特征和显著优势。

中医药古籍在存世的中华古籍中占有相当重要的比重，不仅是中医学术传承数千年最为重要的知识载体，也是中医为中华民族繁衍昌盛发挥重要作用的历史见证。中医药典籍不仅承载着中医的学术经验，而且蕴含着中华民族优秀的思想文化，凝聚着中华民族的聪明智慧，是祖先留给我们的宝贵物质财富和精神财富。加强对中医药古籍的保护与利用，既是中医学发展的需要，也是传承中华文化的迫切要求，更是历史赋予我们的责任。

2010年，国家中医药管理局启动了中医药古籍保护与利用能力建设项目。这既是传承中医药的重要工程，也是弘扬优秀民族文化的重要举措，不仅能够全面推进中医药的有效继承和创新发展，为维护人民健康做出贡献，也能够彰显中华民族的璀璨文化，为实现中华民族伟大复兴的中国梦作出贡献。

相信这项工作一定能造福当今，嘉惠后世，福泽绵长。

国家卫生与计划生育委员会副主任

国家中医药管理局局长

中华中医药学会会长

王国强

二〇一四年十二月

马 序

新中国成立以来，党和国家高度重视中医药事业发展，重视古籍的保护、整理和研究工作。自 1958 年始，国务院先后成立了三届古籍整理出版规划小组，分别由齐燕铭、李一氓、匡亚明担任组长，主持制订了《整理和出版古籍十年规划（1962—1972）》《古籍整理出版规划（1982—1990)》《中国古籍整理出版十年规划和"八五"计划（1991—2000)》等，而第三次规划中医药古籍整理即纳入其中。1982 年 9 月，卫生部下发《1982—1990 年中医古籍整理出版规划》，1983 年 1 月，中医古籍整理出版办公室正式成立，保证了中医古籍整理出版规划的实施。2002 年 2 月，《国家古籍整理出版"十五"（2001—2005）重点规划》经新闻出版署和全国古籍整理出版规划领导小组批准，颁布实施。其后，又陆续制定了国家古籍整理出版"十一五"和"十二五"重点规划。国家财政多次立项支持中国中医科学院开展针对性中医药古籍抢救保护工作，文化部在中国中医科学院图书馆专门设立全国唯一的行业古籍保护中心，国家先后投入中医药古籍保护专项经费超过 3000 万元，影印抢救濒危珍、善、孤本中医古籍 1640 余种，开展了海外中医古籍目录调研和孤本回归工作。2010 年，国家财政部、国家中医药管理局安排国家公共卫生专项资金，设立了"中医药古籍保护与利用能力建设项目"，这是继 1982～1986 年第一批、第二批重要中医药古籍整理之后的又一次大规模古籍整理工程，重点整理新中国成立后未曾出版的重要古籍，目标是形成并普及规范的通行本、传世本。

为保证项目的顺利实施，项目组特别成立了专家组，承担咨询和技术指导，以及古籍出版之前的审定工作。专家组中的许多成员虽逾古稀之年，但老骥伏枥，孜孜不倦，不仅对项目进行宏观指导和质量把关，更重要的是通过古籍整理，以老带新，言传身教，培养一批中医药古籍整理研究的后备人才，促进了中医药古籍保护和研究机构建设，全面提升了我国中医药古籍保护与利用能力。

作为项目组顾问之一，我深感中医药古籍保护、抢救与整理工作的重要性和紧迫性，也深知传承中医药古籍整理经验任重而道远。令人欣慰的是，在项目实施过程中，我看到了老中青三代的紧密衔接，看到了大家的坚持和努力，看到了年轻一代的成长。相信中医药古籍整理工作的将来会越来越好，中医药学的发展会越来越好。

欣喜之余，以是为序。

中国中医科学院研究员

马继兴

二〇一四年十二月

校注说明

　　《旧德堂医案》，一卷，清代李用粹著，唐玉书辑，成书约在清康熙五年（1666）或稍后，大约与《证治汇补》同时。其书载医案 67 则，其中李用粹医案 49 则，李用粹之父李赞化医案 13 则，父子先后经治医案 1 则，未明载经治者医案 4 则，涉及内科、妇科、产科、外科、伤科等，医案夹叙夹议，论说有据，用药有法，风格平实，文献价值高，对现代中医临床有较好参考价值。

　　《旧德堂医案》存世有清代抄本二种，两者互有异同。裘吉生 1924 年辑印《三三医书》，将《旧德堂医案》收入第一集，并加"旧德堂医案提要"。此次整理，以中华医学会上海分会图书馆所藏抄本为底本，以上海中医大学图书馆所藏抄本为主校本，简称"沪本"，以三三医书本为参校本，简称"裘本"。

　　主要校注原则如下：

　　1. 使用简体字横排，进行标点。

　　2. 底本中的完全异体字、俗写字，径改不出注。

　　3. 底本中的通假字，保留原字，于首见处出注说明。

　　4. 底本中药物异名，保留原字，出注说明。

　　5. 底本中字形属一般笔画之误，径改不出校记。

　　6. 典故注明出处，生僻者释义。

　　7. 底本无目录，今据正文编排，置于正文之前。

　　8. 底本眉批移于相应正文之下，用小字另体，前加"［批］"标示。

旧德堂医案序

　　尝闻炎帝之泽，寿世而资生，尧舜之政，仁民而及物，利济天下，其揆一也。然仁民者以亲亲为先，寿世者以老老为务。元晏先生①云：人受先人之体，有八尺之躯，不知医事，此游魂耳。虽有忠孝之心，慈惠之念，君父危困，赤子涂地，何以济之？圣贤所以精思极论而尽其理耳。余尝有志于斯，奈周旋皇路，劳瘁簿书，每叹元晏高风，有惭苏仙②奇行也。及承乏云间③，观风海邑，有修之李君者，年富而学博，养邃而识纯。其决病也，如洞垣之照④；其投剂也，若大还之丹⑤。无论沉疴怪病，卒能返本回真，仁风翔洽⑥，遐声称久矣。余之所不能去于心者，辛丑⑦季秋，余将入觐彤廷⑧，会家君患泄，神疲形瘁，已

---

　　① 元晏先生：皇甫谧，号玄晏先生，晋代人，著有《针灸甲乙经》。清人避讳而改。

　　② 苏仙：苏轼。苏轼门人黄庭坚《次韵宋懋宗三月十四日到西池都人盛观翰林公出邀》诗："还作遨头惊俗眼，风流文物属苏仙。"

　　③ 云间：松江，今属上海。间，原作"门"，据沪本改。

　　④ 洞垣之照：指扁鹊隔垣诊病事。典出《史记·扁鹊仓公列传》。

　　⑤ 大还之丹：道教所称的一种金丹，此指用药对症而取效迅捷。唐代李白《草创大还赠柳官迪》诗："赫然称大还，与道本无隔。"

　　⑥ 翔洽：上下融洽，周遍。

　　⑦ 辛丑：清顺治十八年（1661）。

　　⑧ 彤廷：朝堂。汉代宫殿饰以朱漆，因称"彤廷"，后用作对皇室宫殿之称。

成痼疾，恐不腊①。其如会同大典，已任北山②，之后报政③长征，曷纾南顾之忧？自度此身不忠不孝，何自立于天地间也？幸李君以补天之功，斡④旋造化，展指上阳春而沉寒忽散，泼壶中甘露而元气顿充⑤，起家君于万死一生之危，依然堂上，俾不肖于燕山楚水之遥，还瞻膝下。微李君德泽不及此，余衔恩有素，铭德无涯，聊仿古人式庐下车⑥之敬，旌其堂曰"今日东垣"，以著培杏弘林，步武⑦乎易水师弟⑧也。继而视膳失节，泄泻复作，病入膏肓，痛难身代，虽先子尽其天年，而李君德意之厚与道望之隆，深足追述也，孰谓和缓才名有逊于秦晋两君哉？余故爱载始末，附诸简端，以志感云。若夫活人功用，自有笔舌可纪，是刻特其一斑耳。

西秦⑨田元恺华臣氏书于云间署中

---

① 不腊：活不过今年的委婉说法。典出《左传·僖公五年》。腊，年终举行的腊祭，后因称十二月为"腊月"。

② 北山：典出《诗经·小雅·北山》。

③ 报政：任地方官。

④ 斡：原作"幹"，据裘本改。

⑤ 充：原作"光"，据沪本改。

⑥ 式庐下车：谓到任即登门拜谒。式庐，登门拜谒。下车，官员到任。

⑦ 步武：很短的距离，表示接近。步，六尺。武，半步。

⑧ 易水师弟：指张元素与李东垣师徒。易水，指元素，易水学派的开创者。弟，弟子，指李东垣。

⑨ 西秦：田元恺为陕西绥德州人，其地为秦国旧地，因称。

自　叙

　　纪古称湔浣肠胃，漱涤脏腑，割皮解肌，决脉结筋①，此炼精荡形②之术，超伦希世之神，其法不可考矣。三代③以降，汤液初兴，方论始备，十剂④以准规矩，七方⑤以明绳墨，补泻因乎虚实，寒热合乎时宜。症有真假，凭脉而施治；治分从逆，临症而审机。变化生克，若《易》道之无方；虚实奇正⑥，如兵家之有纪。故一症有一定之论，一方有万变之能，未可寒热两歧，攻补互似也。非审脉验症，辨明定治，何能斡旋造化之意从耶？东坡云：脉症难明，古今所患，至虚⑦有盛候，大实有羸状，疑似之间，生死反掌。佩服斯言，战兢自惧，犹恐遗训在耳，贻羞地下，乃奋然鼓志，研求《灵》《素》，考据百家，受知当世，十有余年。虽无回生起死之功，稍有吹枯振槁⑧之用。

---

　　①　"湔（jiān肩）浣……结筋"：语本《史记·扁鹊仓公列传》。湔浣，洗涤。

　　②　荡形：荡涤形骸。

　　③　三代：夏、商、周。

　　④　十剂：方剂分类法，即宣、通、补、泄、轻、重、涩、滑、燥、湿，始见于唐代陈藏器《本草拾遗·序例》。

　　⑤　七方：方剂分类法，即大、小、缓、急、奇、偶、复，流筋于《素问·至真要大论》，明确于金代成无己《伤寒明理论·药方论序》。

　　⑥　奇正：兵法术语，古时称对阵交锋为"正"，设伏掩袭等为"奇"。又，"正"原作"症"，据沪本改。

　　⑦　虚：原脱，据沪本、裘本补。

　　⑧　吹枯振槁：犹言"摧枯拉朽"，典出《后汉书·耿弇传》。槁，干枯。《说苑·建本》："弃其本者，荣华槁矣。"

或舍症而取脉，或舍脉而取症，或对症以定方，或因方以立论，楮陈墨迹①，累案盈几矣。及门二三子请付剞劂②，用广闻见，于是不揣愚鄙，聊录一二。自知雕虫小技，不合大道，然而他山之石，可以攻玉③，狂夫之言，圣人择也④，则此刻或有道之所取裁乎？敢以就正。

云间李修之甫识

---

①　楮（chǔ 楚）陈墨迹：谓载录于纸墨。楮，木名，皮可造纸，因以为纸的代称。

②　剞劂（jījué 机绝）：雕版；刻印。

③　他山之石可以攻玉：典出《诗经·小雅·鹤鸣》。

④　狂夫之言圣人择也：典出《史记·淮阴侯列传》。

小　叙

　　余读《史记》，仓公治案凡十有余人，历疏病状，备陈方论，未尝不叹功多也。盖人禀天地之大德，参精神之化机，有生必有病者，六淫与九气①相干，有病必有治者，七方与十剂相济。故针灸砭石，创制于千古，汤液醴醴，垂训于万年，司命重权，由来尚矣。第病有所因，人人自殊，症有传变，种种不一。始末变迁之异，寒热虚实之分，阴阳消长，愈幻而愈化，攻补从逆，愈出而愈奇。三指之下，安危反掌，一匕②之中，生死攸关，必酝酿丹书③，研精《灵》《素》，乃能入室升堂耳。惟吾师修之李夫子，天资颖悟，家学渊源，饮上池之水洞隔垣之照④，刀圭⑤施而沉疴顿起，丹丸投而僵仆回生，九峰三泖⑥咸化为寿城春台⑦矣。翊也，企仰仪型，亲炙道范，幸大冶炉锤，启小子聋瞆，书绅⑧明教，盖已有年。二三同志虑照

---

　　①　九气：指怒、喜、悲、恐、寒、炅、惊、劳、思九种病因。参见《素问·举痛论》。

　　②　匕：方寸匕，古时量药器。

　　③　丹书：道教经书。

　　④　饮上池之水洞隔垣之照：典出《史记·扁鹊仓公列传》。

　　⑤　刀圭：古时量药器。

　　⑥　九峰三泖（mǎo 卯）：上海松江名胜。泖，水面平静的小湖。

　　⑦　春台：游乐之胜处。典出《老子·二十章》。

　　⑧　书绅：将师长教诲写在绅带上以铭记不忘。绅，宽大的衣带。

示之不广也，属①余立案以记之，用是敢竭斑见②，敬陈片言。虽学海泓深，难以蠡测③，龙门多士，何籍④管窥？然山高⑤在望，安敢怠荒？名论在兹，愿叨笔舌，即见闻所及，记述大概，上自名公巨卿，下逮贾夫牧竖，其间怪异之病，奇特之方，或还生起死，或养气守真，时而培补阳和，如阴霜见日，时而调元滋水，若甘露澍霖，圆融活泼，总不外回春之泽，临机应变，尽皆成利济之仁，庶天下后世知吾师活人功用上接乎仓公也。至若著述藏于金匮，编刻秘于玉函，上撷万卷之书，下振千秋之铎⑥，此吾师入神之妙用，余未有知，安敢窥其万一耶？

申江唐廷翊⑦百拜书

---

① 属：同"嘱"。

② 斑见：片面之见。典出《世说新语·方正》。

③ 蠡测：用瓢测量海水，用为自谦之语。典出《汉书·东方朔传》。蠡，一种瓢。

④ 籍：通"藉"，凭借。《说文通训定声·豫部》："籍，假借为'藉'。"

⑤ 山高：喻崇高的德行风范。典出《诗经·小雅·车辖》。沪本作"高山"。

⑥ 铎：大铃。古代宣布政教时振铎以警众，此喻李用粹之学可为后世法则。

⑦ 唐廷翊：唐玉书，字翰文，上海人，李用粹弟子。

目 录

中国古医籍整理丛书

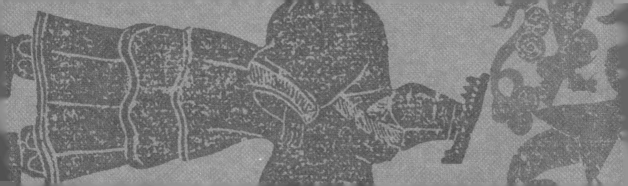

久泻神疲卒中

申江①邹邑侯②子舍③，仲夏患泻，精神疲惫，面目青黄。因素不服药，迁延季秋，忽眩晕仆地，四肢抽搦，口斜唇动，徧④体冰冷，面黑肚缩，六脉全无。署中幕宾通晓医理，各言己见，或曰诸风掉眩，法宜平肝，或曰诸寒收引，理应发散，议论纷纭，不敢投剂。延予决之，曰：脾为升阳之职，胃为行气之腑，坤土旺则清阳四布，乾健乖则浊阴蔽塞，此自然之理也。今泄泻既久，冲和耗散，所以脾元下脱，胃气上浮，阴阳阻绝，而成天地之否，故卒然仆倒，所谓土空则溃⑤也。况肝脾二经为相胜之脏，脾虚则木旺，肝旺则风生，故体冷面青、歪斜搐搦相因而致也。若误认⑥风寒的候而用发表之方，恐已往之阳追之不返矣。宜急煎大剂参、附，庶为治本。合署惊讶，见予议论严确，乃用人参一两，熟附二钱，生姜五片，煎就灌下，一二时手指稍温，至夜半而身暖神苏，能进米饭，后以理中、补中调理而安。

---

① 申江：松江县。

② 邑侯：对知县的尊称。

③ 子舍：对他人之子或子女之称。

④ 徧：同"遍"。《说文解字·彳部》朱骏声通训定声："徧，字亦作'遍'。"

⑤ 土空则溃：也作"土空则崩"，方术家用语。

⑥ 认：原作"忍"，据沪本、裘本改。

骨痿症

文学①陆元振，经年伏枕，足膝枯细，耳轮焦薄，形容焦悴②。历访名医，俱用四物、地黄汤，反觉胸膈凝滞，饮食减少。自谓此身永废，而心犹未慊③，延予商治。诊两寸关俱见沉滞，独尺部洪大，重按若绝，此肾虚精耗，髓空骨痿之征也。盖肾者作强之官也，居下而主阴气，藏精而充骨髓者也，故肾旺则精盈而肢节坚强，肾虚则髓竭而膝膑软弱。王太仆云：滋苗者必固其根，伐下者必枯其上④。今坎水不能灌溉经络，滋养百骸，宜乎耳轮⑤焦薄，足膝枯细也。《内经》所谓肾气热则腰脊不举，足不任身，骨枯髓减，发为骨痿⑥，端合此证。若徒事滋阴，恐无情⑦草木不能骤补精血，反壅滞阳气，以致中脘不舒，痿躄艰难耳。必用气血之属同类相求，兼以报使之品直抵下焦，譬之天雨，沟渠盈溢，滂沛河泽，奚虑隧道不行，足膝难步耳？疏方用人参、白术、当归、地黄、茯苓、肉桂、鹿茸、龟甲、菱蕤、牛膝等，重剂数帖而稍能转舒，百帖而愈。

---

① 文学：对儒学教官之称。

② 焦悴：憔悴。又，"焦"下原衍"薄"字，据沪本、裘本删。

③ 慊（qiè切）：满足。

④ 滋苗者……必枯其上：语出《素问·四气调神大论》王冰注。伐，原作"之"，据《素问·四气调神大论》王冰注改。

⑤ 轮：原脱，据沪本、裘本补。

⑥ 肾气热……发为骨痿：语本《素问·痿论》。

⑦ 情：原脱，据沪本补。

童年发热症

嘉定孝廉①陆佑公长子，童年发热，偏尝凉药，热势更炽，昼夜不减。复认阳明热症，投大剂白虎，禁绝谷食，致肌肉消瘦，渐致危困，迎予往治。见面色枯而不泽，脉现细数，力断大虚之症，速用甘温之药，庶可挽回。佑老骇曰：皆言外感寒热无间，内伤寒热不齐，今发热昼夜不已，而反言内虚者，必有确见，愿聆其详。予曰：阳虚昼剧，阴虚夜剧，此阴阳偏胜，固有界限之分。今脾胃并虚，阴阳俱病，元气衰残，阴火攻冲，独浮肌肤，表虽身热如焚，而寒必中伏。况肌肉消铄，脾元困惫也；彻夜无卧，胃气不和也；面无色泽，气血不荣也；脉象无神，天真衰弱也。此皆不足之明验。若禁用五味，则胃气益孤，专服寒凉，则生气绝灭②。宜晨服补中益气汤加麦冬、五味，以培资生之本，暮服逍遥散以疏乙木之郁，兼佐浓鲜之品苏胃养阴，庶元神充而虚阳内敛也。令先饮猪肺汤一碗，当即安睡，热即稍减。遂相信用药，服十剂而精神爽快，调理经年，服参数斤，乃获全愈。

---

① 孝廉：汉代选拔人才的科目，明清时用作举人之称。
② 灭：原作"减"，据沪本、裘本改。

便血症

常镇道尊①陈公,久患下血,甲辰春召予调治。诊得六脉安静,右尺重按稍虚,此命门火衰,不能生土,土虚荣弱,精微下陷,而成便血之候,盖土为生化之母,堤防下陷②者。经曰营出中焦③,又曰气因于中④,中者脾胃也,为生气生血之乡,升清降浊之职。故胃盛则循经之血洒陈于外,脾强则守荣之血滋养于中,皆赖少火生气耳。若元阳既亏,离虚无以生坤,坎满无以养艮,使脾胃衰残而清阳不升,转输失化而阴血不统,宜乎精华之气不能上奉辛金,反下渗庚大肠也。当用甘温之剂培中宫之虚,升阳之品提下陷之气,庶生长令行而阴血归藏。方以补中益气加阿胶、醋炒荆芥,数剂而安。

肠 红

保定文选张鲁彦,少年登第,纵恣酒色,患便血四年,午晨各去一次。诸药杂投,剂多功少,延予调治。诊其脉象,两手浮洪,断为肾虚火动之候。盖血乃精化,精

---

① 常镇道尊:对常镇道(辖常州、镇江二府)道员的尊称。
② 陷:原作"气",据沪本改。
③ 营出中焦:语出《灵枢·营卫生会》。
④ 气因于中:语出《素问·厥论》。

充而血始盛；阴随阳动，阳蜜①而阴乃固。房劳太过，则真水亏而虚火独发；元气不足，则闭藏弛而阴血不固也。遂以熟地、山萸、山药、石斛、归身、白芍、秦艽、阿胶等，煎成，调棉花子灰二钱，空心温服，数帖乃愈。

胎前崩漏

庠生②陆符九夫人，系董文敏③公之孙女也，怀孕三月，忽崩涌如泉，胎堕而胞息④，胀闷昏沉，发热谵语，上视见鬼，面黑流涎，已三日矣。此皆瘀血灌满胞中，上掩心肺，故恶证毕现。治法须分先后，用肉桂、归尾、泽兰、香附、红花、牛膝、元胡索，煎成，调失笑散，去其胞中垢秽，使不上升，继以参、芪、芎、归、肉桂助其传送，庶或有救。如方修服，神思稍清，觉痛阵连腰，恍恍如下坠，将鹅翎探入喉中，一呕而胞下，胀闷诸苦若失。

伤暑食

协镇⑤王公，生长蓟北，腠理闭蜜⑥。癸卯秋，谒提

---

① 蜜：同"密"。清代毛奇龄《故明户部尚书原任广东布政使司左布政使姜公墓碑铭》："见事敏而虑事蜜，艰巨不沮。"

② 庠（xiáng 详）生：府、州、县学的生员。庠，古时地方学校。

③ 董文敏：董其昌，字玄宰，华亭（今上海松江）人，明万历十七年进士，官至南京礼部尚书，谥文敏。

④ 胞息：胞衣不下。

⑤ 协镇：即副将，武官名。

⑥ 蜜：沪本、裘本并作"密"。

台①梁公于茸城②，乘凉蚤③归，中途浓睡，觉④恶寒发热。缘素无病患，不谨调养，过食腥荤，日增喘促，气息⑤声粗，不能安枕，更汗出津津，语言断落⑥，不能发声，延予商治。六脉洪滑，右寸关尤汩汩动摇，以脉合症，知为痰火内郁，风寒外束，正欲出而邪遏之，邪欲上而气逆之，邪正相搏，气凑于肺，俾橐籥⑦之司失其治节，清肃之气变为扰动，是以呼吸升降不得宣通，气道奔迫发为肺鸣。一切见症，咸为风邪有余，肺气壅塞之征，若能散寒驱痰，诸病自愈。乃用三拗汤［眉批］三拗汤：麻黄不去根节、杏仁不去皮尖、甘草。按此方治感冒风寒，咳嗽鼻塞。麻黄留节，发有收，杏仁留尖取其能发，留皮取其能涩，甘草生用，补中有发，故名三拗加橘红、半夏、前胡，一剂而吐痰喘缓，二剂而胸爽卧安。夫以王公之多欲，误认丹田气短，用温补之品，则胶固肤腠，客邪乌能宣越，顽痰何以涣解？故临症之须贵乎谛审也。

---

① 提台：即提督，武官名。

② 茸城：松江。松江早年土地肥沃，适合鹿群生息，故称。茸，鹿的别称。

③ 蚤：通"早"。《广韵·皓韵》："蚤，古借为早暮字。"

④ 觉（jiào 叫）：睡醒。

⑤ 气息：此下原衍"喘促"二字，据沪本、裘本删。

⑥ 断落：沪本作"断续"。

⑦ 橐籥（tuóyuè 驼越）：古时鼓风吹火器，喻肺主气司呼吸的功能。

吐血咳嗽

　　歙商吴维宗，年将耳顺①，忽然染吐血嗽痰，昼夜不安。医见年迈多劳，误投参、芪，遂觉一线秽气直冲清道，如烟似雾，胸间隐隐而疼，喘急不卧。阖户悲泣，特遣伊侄远顾蓬门②，具陈病概，并言伊子幼龄，倘沉疴，何人抚育？深为惨恻。予悯其恳切，细为审度，知水干龙③奋，焦灼娇脏，将见腐肺成痈，所以咳咯不止。盖金水一气，水火同原，乾金既可生水，坎水④又能养金，惟源流相济则离焰无辉，如真水涸流则相火飞越，俾清虚廓然之质成扰攘溷浊⑤之气，况乎甘温助阳，愈伤肺液。宜壮水之主，以镇阳光，使子来救母，而邪火顿息也。方以生熟地黄各二钱，天麦二冬各钱五分，茯苓、紫苑⑥、川贝、枯芩、瓜蒌霜、甘草节各一钱，二剂而烟消雾散，喘息卧安。以后加减，不旬日而嗽痰俱止。

---

① 耳顺：指人到六十岁。典出《论语·为政》。
② 蓬门：以蓬草为门，指贫寒之家，此处用为自己家的谦称。
③ 龙：龙雷之火。
④ 坎水：此二字原缺，据沪本、裘本补。
⑤ 溷（hùn混）浊：混浊。溷，混乱。
⑥ 紫苑：紫菀。

怪异足疾

相国文湛持①，在左春坊②时，患左足下有一线之火直冲会厌，燔灼咽嗌，必得抬肩数次，火气稍退，顷之复来。或用补中益气加肉桂，服之更甚。求治于家君，脉两尺虚毦③，知非实火奔迫，乃虚炎泛上。然虚症之中又有脾肾之分，脾虚者气常下陷，法当升举，肾虚者气常上僭，又当补敛。今真阴衰耗，孤阳无依，须滋坎之阴，以抑离之亢，乃为正治。方以熟地四钱，丹皮、山萸各二钱，麦冬钱半，五味三分，黄柏七分，牛膝一钱，煎成，加童便一杯和④匀，服⑤四帖而虚火乃退，左足遂凉。

单腹胀

参戎⑥王丽堂夫人⑦，佞佛长斋，性躁多怒，腹胀累年，历用汤丸，全无奏⑧效。延予治时，腹大脐突，青筋环现，两胁更甚，喘满难卧。此系怒气伤肝，坤宫⑨受制

---

① 文湛持：文震孟，字文起，别号湛持，明代长洲（今江苏苏州）人，崇祯间任礼部左侍郎，兼东阁大学士。

② 左春坊：官署名，属詹事府（辅导太子的机构）。

③ 虚毦（ruǎn 软）：虚软。毦，软弱。

④ 和：原作"服"，据沪本改。

⑤ 服：原作"和"，据沪本改。

⑥ 参戎：即参将，明清武官，俗称参戎。

⑦ 人：原脱，据沪本补。

⑧ 奏：原作"凑"，据沪本、裘本改。

⑨ 坤宫：指脾胃。

之证，前医但知平肝之法，未知补肝之用，所以甲胆气衰，冲①和暗损，清阳不升，浊阴不降，壅滞中州，胀势更增。殊不知肝木自甚则肝亦自伤，不但中土虚衰已也。法当调脾之中兼以疏肝之品，使肝木调达，则土自发育耳。拟方用苍术、白术各钱半，白芍、广皮、香附、茯苓各一钱，肉桂、木香、生姜皮各五分，服后顿觉腹响胀宽，喘平卧安，后加人参调理而全瘳。

胎前痨瘵

休宁汪振先夫人，受孕八月，胎前劳瘵，肉削肌瘦，环口黧黑，舌色红润，饮食如常，六脉滑利，状若无病。予曰：九候虽调，形肉已脱，法在不治。所赖者胎元活泼，真阴未散，线息孤阳，依附丹田，譬之枯杨生花，根本已拨，胎前尚有生机，恐五十日后，虽有神丹，总难回挽。盖分娩之时，荣卫俱离，百节开张，况处久病之躯，当此痛苦之境，恐元神无依，阴阳决绝，仅陈躯壳而生气杳然，岂能再延耶？越二月，果子存母殁。

吞酸症

青溪何伊祥之内，患吞酸，已二十余载矣。因病随年长，复加恚怒，胸膈否塞，状若两截，食入即反，肢体浮

---

① 冲：原作“充”，据沪本、裘本改。

肿。治者非破气消导，即清痰降火，投剂累百，未获稍安。邀予治之，左三部弦大空虚，右寸关沉而带涩，乃苦寒伤胃，清阳下陷之征也。盖胃司纳受，脾主运动，胃虚则三阳不行，脾弱则三阴不化，致仓①廪闭塞，贲门阻滞，奚能化导糟粕，转输出入乎？况气者升于脾而降②于胃，运用不息，流行上下者。今胸膈气噎，乃气虚而滞，非气实而满，如误认有余之象，妄施攻伐之方，不特无补于脾，而反损于胃，所以投剂愈多而病势愈剧也。立方用六君子加炮姜、官桂，先将代赭石一两捶末和入，清泉取水煎药。才服入口，觉胸宇不宁，忽然有声，隔绝遂道③，食亦不吐。或云：胃虚而用六君子，此千古正治，毋庸议论。如代赭石治法，今人未闻，愿领其详。予曰：医者意也，代赭系代郡④之土，禀南离⑤之色，能生养中州，脾胃属土，土虚即以土补，乃同气相求之义也。

似痫非痫

居君显子舍，青年患病，因睡中惊醒，即口眼歪斜，嚼舌流血，四肢搐搦。举家惊异，邀医，用治痰不效。

---

① 仓：原作"疮"，据沪本、裘本改。
② 降：原脱，据裘本补。沪本作"布"。
③ 遂道：沪本、裘本作"隧道"。
④ 代郡：古郡名，其地在今山西阳高至河北蔚县一带。《证类本草》卷五："代赭……出姑幕者名须丸，出代郡者名代赭。"
⑤ 南离：指南方。《易》离卦位在南，故称。

干①予诊视，因其抽掣不常，难以候脉，但望面色，黄中现青，搐搦之势，左甚于右。经曰：东方属青，入通于肝，其病为惊骇②。况乎久患瘰病，则起肝胆之气尝亢于外，而阴血不荣于内。偶因梦中惊骇，触动肝火，火旺而风生，风胜而摇动，此自然之理也。且四肢为胃土之末，口目乃胃脉所过，木气摇土，所以喎斜瘈疭。夫舌属心脾，齿属阳明，阳明气盛则口噤，心脾气盛则舌挺，一挺一噤，故令嚼舌。宜用平肝之品，佐以驱风清火，遂用二陈汤加山栀、枳壳、钩藤、羌活、防风，一剂而诸苦若失。

耳至胁结核成块

江右③李太宰讳日宣④，有如夫人，自耳至胁忽结核成块。偏延疡科，均以瘰病治之，反增发热体瘦，口燥唇干，饮食少进。迎家君往诊，脉左关芤而无力，此肝血枯竭，不能荣养诸筋，故筋脉挛缩，有似瘰病而实非也。若以败毒清火消痰化坚之剂投之，则胃气转伤，变症百出矣。当滋养肝血以濡润筋⑤为要。方用四物汤加丹皮、玉

---

① 干：请求。

② 东方属青……其病为惊骇：语本《素问·金匮真言论》。

③ 江右：今江西。

④ 李太宰讳日宣：李日宣，字晦伯，吉水（今属江西）人。明万历间进士，官至吏部尚书，崇祯间曾刊行医书《敬修堂医源经旨》。太宰，对吏部尚书的尊称。

⑤ 筋：沪本、裘本作"筋脉"，义胜。

竹、秦艽、麦冬等剂，不数服而痊。

自幼腹痛

内乡令乔殿史次君①，自幼腹痛。诸医作火治气治积治，数年不愈。后以理中、建中相间而服，亦不见效。特延予治，六脉微弦，面色青黄。予曰：切脉望色，咸属肝旺凌脾，故用建中以建中焦之气，俾脾胃治而肝木自和，诚为合法，宜多服为佳。复用数帖，益增胀痛。殿史再延商治，予细思无策，曰：贤郎之痛，发必有时，或重于昼，或甚于夜，或饥饿而发，或饱逸而止，治皆不同。殿史曰：方饮食下咽便作疼痛，得大便后气觉稍快，若过饥则痛，交阴分则贴然②。予曰：我得之矣。向者所用小建中亦是治本之方，但芍③药酸寒，甘饴发满，所以无效。贤郎尊恙，缘过饥而食，食必太饱，致伤脾胃，失运用之职，故得肝旺凌脾之候，所谓源同而流异者是也。今以六君子汤加山查④、麦芽助其建运之机，令无壅滞之患，则痛自愈也。服二剂而痛果止，所以医贵精详，不可草草。

---

① 次君：对他人次子之称。
② 贴然：安定貌。
③ 芍：原脱，据沪本补。
④ 山查：山楂。

头　眩

庠生范啸凡令正①，向患头眩症，六脉浮滑，服消痰顺气之药，略无效验。予曰：无痰不眩，此虽古语，然痰之标在脾，而其本属肾，《素问》曰头痛巅疾，下虚上实②，此之谓也。夫肝为乙木之本，肾为癸水之源，肾阴不充，肝火便发，上动于巅而眩作也。治法以扶脾为主，脾安则木自和而肺金有养，金为水母，而子亦不虚，何眩晕之有？早用六君子汤加山萸、天麻，卧时服肾气丸加人参、天麻、鹿茸，服之而瘥。

暮夜遭劫两伤头颅及足

周浦顾公鼎，暮夜遭劫，左半身自头至足计伤三十七刀，流血几干，筋骨断折，百日以来脓③血淋沥，肉腐皮黑，痛苦不堪，不能转侧。专科俱用滋阴养血，止痛生肌，反凝滞胃口，妨碍贲门，致饮食厌恶，疮口开张，乞予救疗。左寸关部位刀伤沥沥脓水迸流，大都虚微不堪寻按耳。盖虚为阴伤，微为阳弱，阴阳失职，荣卫空虚，气

---

① 正：妻子。
② 头痛……下虚上实：语出《素问·五脏生成》。
③ 脓：原作"浓"，据沪本改。

血衰残，肌①肉溃②烂③。《灵枢》云：卫气者，所以温分肉而充皮毛，肥腠理而司开阖④。故疮口不收，皆由卫气散失，不能收敛耳。即有流脓宿血内藏其穴，能使阳和生动，大气周流，自然脓收疮敛，长肉生肌，旬月之间可许步履如初。观者咸骇予言为迂，为此危重，不过苟延时日，安得无恙？如果回春，则先生非李，乃吕先生⑤也。遂力担承，用养营汤大剂服二十帖，疮口尽敛，饮食亦进，至百帖即能起坐。复用药酒及还少丹出入加减，四五月后可以倚杖行步，越明年便能却杖，迄今荣壮胜常。此亦偶然，不可多得。

悲哀血崩

大场张公享内正，年逾四旬，伤子悲悯，崩涌如泉。用四物胶艾，或增棕榈、棉灰，毫不可遏。医颇明义理，谓阳生阴长，无阳则阴不能生，用补中益气⑥以调脾培本，势虽稍缓，然半载以来仍数日一崩，大如拳块，彻夜不卧，胸膈胀满，势甚危殆。邀予诊视，面色青黄，唇爪失泽，四肢麻木，遍体酸疼，六脉芤虚，时或见涩，此病久

---

① 肌：原作"饥"，据沪本、裘本改。
② 溃：原作"馈"，据沪本、裘本改。
③ 烂：原作"澜"，据裘本改。
④ 卫气者……司开阖：语本《灵枢·本脏》。
⑤ 吕先生：吕洞宾，道教八仙之一，能施药治病。
⑥ 气：原脱，据沪本、裘本补。

生郁，大虚挟寒之象。夫脾喜歌乐而恶忧思，喜温燥而恶寒湿，若投胶、艾止涩之剂，则遂道壅塞而郁结作矣，若专用升、柴提举之法，则元气衰耗而生发无由也。乃以归脾汤加益智、炮姜，大剂与服，四帖而势缓，便能夜寐，胸膈顿宽，饮食增进，调理两月，天癸始正。记前后服人参十六觔①，贫者奈何？

血　崩

檇李②孝廉沈天生夫人，血崩不止，势如涌泉。医谓血热则行，血寒则止，四物加芩、柏等剂，两昼夜不减。延家君往治，诊其脉息安静，全无火③象，肌体清癯，原非壮实，知为脾胃气虚，不能摄血，苦寒杂进，反以潜消阳气，须用甘温之品以回生长之令。乃以补中益气汤加阿胶、炮姜，大补脾元，升举阳气，二剂而崩止，以后调理渐安。

胎肿喘急

河间司李④朱思皇长公令方夫人，坐孕七月，胎肿异常，喘急不能言，并不能卧者月余。举家彷徨，投药甚

---

① 觔：同"斤"。《字汇·角部》："觔，今俗多作'斤'。"
② 檇（zuì最）李：地名，今属浙江嘉兴。
③ 火：原作"失"，据沪本改。裘本作"病"。
④ 司李：也作"司理"，狱官名。

一五

乱，一医用人参、白术以实脾，一医改用商陆、葶苈以泻①肺，相去天渊，益增疑思，邀予决言。予曰：此症似危，脉幸洪滑，产前可保无虑，即应②分娩之后颇费周③旋耳。舍前两治，余不过一二剂，便获安枕矣。座中讶出言之易，各言辨驳。予据理析之，曰：胃为清阳之海，肺为元气之籥，故呼吸升于丹田，清浊输化赖于黄土④。若平素膏粱⑤太过，则中州积热，况胎孕内结，则相火有余，至六七月以来肺胃用事，胎渐成大，故胎气⑥愈逼而火愈旺，凑逆于上，喘呼不卧，名曰子悬者是也。若用参术温补，则肺气壅塞，若用葶苈苦寒，则胃气孤危，均致变症蜂起，岂非实实虚虚之患乎？疏方用苏梗、枳壳、腹皮各三钱，茯苓、陈皮、半夏各钱半，甘草五分，生姜三片，一帖便能言，再剂则安卧。合门信为神丹，余曰：无欢也，胎前喘急，药石易疗，恐临盆在迩，其喘复生，虽灵丹在握，不能为也。须预备奇策，调护真元，不致临产涣散，乃可万全。不数日产一子，甚⑦觉强健，越两日喘果复作，惊呆无措，进食亦减常⑧时，此胃土虚而不能生金

① 泻：原作"润"，据沪本改。
② 即应：沪本作"只恐"，义胜。
③ 周：原作"用"，据沪本、裘本改。
④ 黄土：中焦脾土。
⑤ 粱：通"粱"。《说文通训定声·壮部》："粱，假借为'粱'。"
⑥ 气：原作"止"，据裘本改。
⑦ 甚：此下原衍"作"字，据裘本删。
⑧ 常：原作"片"，据沪本、裘本改。

之象，以大剂参、术、苓、草、五味、肉桂，数剂乃安。

左胁疼痛

歙人方李生儒人，向患左胁疼痛。服行气逐血之剂，反加呕逆，甚至勺水难容。脉左沉右洪，明属怒动肝火，来侮脾阴，过投峻药，转伤胃气，俾三阴失职，仓廪无由而化，五阳衰惫，传道无由而行，所以中脘不通，食反上涌，斯理之自然，毋容议也。方以异功散加白芷、肉桂，于土中泻水，并禁与饮食，用黄参①五钱，陈仓米百余粒，陈皮一块②，生姜三钱，加伏龙肝水三碗，煎耗一半，饥时略饮数口，二三日后方进稀粥，庶胃气和而食不自呕，依法而行，果获奇效。

吐血后咳嗽喘案

柯霭宁，患吐血，后咳嗽连声，气喘吐沫，日晡潮热。服四物、知、柏后，兼服苏子、贝母、百部、丹皮之属，病势转剧，乞予治之。六脉芤耎③，两尺④浮数，知为阴枯精竭而孤阳气浮，俾肺金之气不能归纳丹田，壮火之势得以游行清道，所以娇脏受伤，喘嗽乃发。理应六味丸加五味、沉香导火归源，但脾气不实，乃先以人参、白术、黄芪、山

---

① 黄参：裘本作"党参"。
② 一块：裘本作"一钱"。
③ 芤耎：浮软而空。耎，弱。
④ 尺：原作"足"，据文义改。

萸、山药各钱半，石斛、丹皮各一钱，五味子廿一粒，肉桂五分，服数十帖，大便始实。改用前方调养月余，咳嗽亦瘥。后三年前病复发，信用苦寒，遂至不起。

久泻肉脱腹痛

云间田二府封翁①，久泻肉脱，少腹疼痛，饮食下咽，泊泊有声，才入贲门，而魄门已渗出矣。或以汤药厚脾，或以丸散实肠，毫不见效，几濒于危，召予力救。望其色，印堂、年寿②夭而不泽，切其脉，气口六部细弱无神，则知清阳不升，原阴下陷，非但转输失职，将见闭藏倾败矣。盖肾者胃之关也，脾之母也，后天之气土能制，先天之气肾可生，脾良由坤土，是离火所生，而艮木又属坎水所生耳。故饮食入胃，如水谷在釜，虽由脾土以腐熟，亦必③藉少火以生气。犹之万物虽始于土，皆从阳气而生长，彼生生化化之气，悉属于一点元阳，所谓四大一身皆属阴，不知何物是阳精④也。惟命门火衰，丹田气冷，使脾脏不能运行精微，肠胃不能传化水谷，三焦无出纳之权，五阳乏敷布之导，升腾精华反趋下陷，故曰泻久亡阴，下多亡阳。阴阳根本，悉归肾中，若徒知补脾而不能补肾，

① 封翁：因子孙显贵而受朝廷封典的人。
② 年寿：眉心至鼻尖之间部位。
③ 必：原作"不"，据裘本改。
④ 四大……何物是阳精："阴"原作"金"，据《内经知要》卷上改。
四大，佛教对地、水、火、风之称，认为是构成世界的基本元素。

是未明隔二①也。宜用辛热之品暖补下焦，甘温之剂资培中土，譬之炉中加火而丹易盛，灯内添油而燃不息，真有水中火发、雪里花开②之妙，何虑寒谷之不回春耶？遂用人参、白术、炮姜、炙甘草、熟附子，煎成，调赤石子③末三钱与服，渐觉平安，十剂而痛止泄减，面色润泽，饮食增进，不一月而全愈。乃蒙赐顾，缱绻④竟日而去。越明年春，田公觐还，父子重逢，喜出望外，不意过食瓜果，前症复发，竟难挽回，卒于仲夏庚寅日。可见木旺凌脾之验，毫发不爽也。

发热腹痛久成小腹痛

庠生奚易思令正，发热腹痛，呕恶不食，六脉沉郁，面黑如薰。用解郁调中之剂，前症渐愈。若感怒气，应⑤必复发，半载以来，形神憔悴，小便涩痛，小腹重坠，延予治之。予曰：癥瘕痞块，多属中脘，发则形象可求，疝癖两症，贴在脐旁，发则攻冲而痛，数症皆水道通利者也。今小水涩滞，少腹重坠，必身皮甲错，绕脐生疮，此系下焦肝火久郁不舒，已成小腹痛也。非予专门，应疡科

---

① 隔二：治疗与本脏有我克关系的脏为"隔二"，如肝病治脾，脾病治肾。

② 水中……雪里花开：语见《奇经八脉考·阴蹻脉》。

③ 赤石子：赤石脂。

④ 缱绻（qiǎnquǎn 浅犬）：留恋难舍。

⑤ 应：沪本作"症"。

调治，庶可奏①效。延医治之，果如予言，越数日而痈溃，脓②稠色紫，服托里养荣等剂，月余而康。

伤寒郁热谵语神昏

徐敬山，伤寒郁热，过经不解，愈后食复，谵语神昏，刺高胎③黑，耳聋如愚，六脉洪大。此阳明胃热，血化为斑之状，乃燃灯照其胸腹，果紫斑如菉豆④大者朗如列星，但未全透于肌表，宜清胃解毒，使斑点透露，则神清热减矣。用竹叶石膏汤二剂，壮热顿退，斑势掀发，但昏呆愈甚，厉声呼之，亦不醒觉，将身掀动，全无活意，惟气尚未绝，俱云死矣。予复诊其脉，两手皆在，不过虚微耳。盖此症始因胃热将腐，先用寒凉以解其客邪，今邪火虽退，正气独孤，故两目紧闭，僵如死状，急用补胃之剂以醒胃脘真阳，生机自回也。即以生脉散合四君子汤一剂，至夜半而两目能视，乃索米粥，以后调理渐安。

伤寒壮热妄语

妻祖黄含美，庚辰会试，患伤寒剧甚。时家君薄游⑤都门，乃与诊视，舌黑刺高，壮热妄语，神思昏沉，奄奄

---

① 奏：原作"凑"，据沪本、裘本改。
② 脓：此下原衍"色"字，据文义删。
③ 胎：舌苔。
④ 菉豆：绿豆。
⑤ 薄游：轻装简游。

一息，此为邪热内甚，亢阳外焚，脏腑燔灼，血队①沸腾，斑将出矣。遂用生地、丹皮、元参、麦冬、黄连、知母、甘草，一剂而斑现，再剂而神清，三剂而舌刺如洗矣。

伤寒神思若狂

燕京礼垣房之麟②，患伤寒五日，病势困殆。伊亲在太医院者七人，莫能措手，延家君治之。脉人迎紧盛，右关洪大，神思若狂，舌胎微黑。此邪热拂郁，神思昏眊③而如狂，亢阳煽炽，火极似水而舌黑，炎炎蕴隆，将成燎原，若非④凉血，火将焚矣。视其胸腹，果有红斑，遂用化斑清火，一服顿愈。

中风脱证

分镇⑤符公祖恭人⑥，形体壮盛，五旬手指麻木，已历三载。甲辰秋，偶感恚怒，忽失声仆地，痰潮如锯，眼合遗尿，六脉洪大。适予往茸城，飞骑促归。缘符公素谙医理，自谓无救，议用小续命汤，俟予决之。予曰：是方乃辛温群聚，利于祛邪，妨于养正。其故有三：盖北人气

---

① 血队：血隧。队，同"隧"。《晏子春秋·内篇杂上》："溺者不问队。"王念孙《读书杂志》："对，与'隧'同。"
② 麟：麟儿，对他人儿子之称。
③ 昏眊（mào 冒）：昏愦。眊，眼睛看不清楚，引申为糊涂。
④ 非：原作"费"，据裘本改。
⑤ 分镇：对兵备道道员之称。
⑥ 恭人：明清四品官员的妻子封"恭人"。

实，南人气虚，虽今古通论，然北人居南日久，服习水土，畀禀①更移，肤腠亦疏，故卑下之乡，柔脆之气，每乘虚来犯，致②阴阳颠倒，荣卫解散，而气虚卒中，此南北之辨者一；况中风要旨，又在剖别闭脱，夫闭者邪塞道路，正气壅塞，闭拒不通，脱者邪胜五内，心气飞越，脱绝不续，二证攸分，相玄③霄壤，故小续命汤原为角弓反张、牙关紧急闭证而设，若用于眼合遗尿之脱证④，是既伤其阴⑤，复耗其阳，此闭脱之辨者二；又风为阳中阴气，内应于肝，肝为阴中阳脏，外合于风，恚怒太过，大起肝胆内火，外风猖狂扰乱，必然挟势而乘脾土，故痰涎汹涌，责脾勿统摄，肾不归经，滋根固蒂，尚恐不及，若徒事发散，是为虚虚，此真似之辨者三。《灵枢》所谓虚邪偏客于身半，其入深⑥，内居荣卫，荣卫稍衰则正气去，邪气独留，发为偏枯⑦，端合此症。当法河间、东垣用药，保全脾肾两脏，庶可回春。亦以六君子加黄芪、白芍、桂枝、钩勾⑧、竹沥、姜汁，服二剂，恶症俱减，脉亦收敛。

---

① 畀（bì 必）禀：禀赋。畀，赐予。
② 致：原作"枝"，据裘本改。
③ 玄：裘本作"悬"。
④ 证：原作"灯"，据裘本改。
⑤ 阴：原作"除"，据裘本改。
⑥ 深：原作"者"，据《灵枢·刺节真邪》改。
⑦ 虚邪偏客……发为偏枯：语本《灵枢·刺节真邪》。
⑧ 钩勾：钩藤钩。

但声哑如故①，此肾水衰耗，心苗枯槁，至更余后火气下行，肾精上朝，方能出音，遂用地黄饮子，服至十五剂，大便始通，坚黑如铁。虽有声出，状似燕语②，乃早用补中益气汤加五味、麦冬以培脾，夕用地黄汤加肉苁蓉、当归以滋肾，调理百日，语言如旧，步履如初，但右手稍逊于前耳。

结胎误认血枯经闭

疡科君略曹先生长君大美内正，日晡潮热，经候不至。治者皆云血枯经闭，用通经之品，寒热愈甚，呕吐恶心。予诊两手滑利，为结胎之兆，非经闭也。寒热者，乃气血护养胎元，不能滋荣肌肤耳，至五六月后，胎元已充，气血自盛，则寒热自止。时以予言为谬，延原医调理，仍加破血之剂，忽夜半崩如泉，痛势频逼，下一肉块，而形已成矣。此时尚未得子，悔恨不逮，染成产蓐，逾年而卒。

反 胃

茂才③虞葛来，少年多欲，醉饱无惮，初患胁痛，继而嘈杂，渐成反胃。医久无效，邀家君往视。见面色如

---

① 故：原作"果"，据袠本改。
② 燕语：喻语声低微而不清。
③ 茂才：秀才。东汉人避汉光武帝刘秀名讳而改。

土，面上两颧稍带赤色，六脉细数，食饮即吐。历览前方，颇不相胶①，但四君、理中频服不瘳②，知病不独在中州也，信③为无阴则吐耳。况诸呕吐皆属于火，而季胁又属肝肾之乡，即以地黄汤加石斛、沉香，愈。后一载秋前，旧症复发，适家君有携④李之行，干予诊治，左关弦长，知怒气伤肝，故现独大之象，用加味逍遥散而安。又两月，因劳忍饥⑤，恣酒感怒，前症蜂起，较前尤甚，六脉⑥虚哭，胁痛胀闷，卧则气塞欲绝，此大虚而得盛候，为脉证相反，法在不治。伊父强请立方，仍用逍遥散⑦。更医，用小建中汤二十余剂，胁胀稍宽，痛则仍在，咯血稠痰，腥⑧秽难近。复干余治，往者虚哭之脉变成蛛丝之细，两眸露白，气促声嘶，脾元大坏，肺气孤危，此肺痿之恶候也。时冬水将弱，春木⑨方强，延于冬者，得肾水之相助也。记初十立春，木气临官，肺受其侮，脾受其乘，岂能再延耶？果殁于初十之寅时。

---

① 相胶：与病情相合。
② 瘳（chōu 抽）：病愈。
③ 信：证实。
④ 携：原作"携"，据前"血崩"案正文改。
⑤ 饥：原作"肌"，据文义改。
⑥ 脉：此下原衍"证"字，据裘本删。
⑦ 逍：原脱，据裘本补。
⑧ 腥：原作"醒"，据裘本改。
⑨ 木：原作"水"，据裘本改。

呃忒连发

素君，素多劳动，因乘暑远行，遂胸臆不宽，呃忒连发，八日以来声彻邻里，自汗津津，语言断落，汤药遍尝，毫无效果①，举家惶恐，特干余治。现症虽脉尚有根，况准头年寿②温润不晦，法令③人中光泽不枯，若论色脉，生机犹存。但徒藉汤丸，恐泄越之阳不返，潜伏之阴难消。当先用艾火灸期门三壮，并关元、气海诸穴，再煎大剂四君子汤，加炮姜、肉桂为佐，丁香、柿蒂为使，内外夹攻。譬之釜底加薪，则蒸气上腾，而中焦自暖，四大皆春，何虑阴翳之不散，真阳之不复耶？果一艾而呃止，再进而全愈，共骇为神奇。

伤风鼻塞

云间司李王公，伤风鼻塞，周身刺痛。欲用表剂，邀余商治，六脉浮虚。予曰：风为阳邪，卫为阳气，阳与阳合，则伤表分。病虽属标，而治则求其本，盖肺主皮毛，司开阖，充元气，主清肃者也，清阳不发，腠理空疏，外来风邪内舍④肺分，经曰邪之所凑，其气必虚⑤，正谓此

---

① 效果：此二字原作"稍"字，据裘本改。
② 年寿：眉间至鼻尖部位。
③ 法令：即鼻唇沟。
④ 舍：原作"含"，据裘本改。
⑤ 邪之所凑……必虚：语出《素问·评热病论》。

也。法宜东垣先生补中益气汤，补中兼发，乃谓至当。王公曰可，服一剂而诸病捐除。

恶阻误认反胃

徽商朱圣修内人，呕逆吐食，出多入少，皆稠痰白沫，眩晕气急，半月有余，大肉尽消。治者咸谓反胃，谓吐沫脾败，已无救矣。干余调治，手少阴脉动甚，两尺滑利，为结胎之兆而见恶阻之候，非翻胃也。用人参、橘红、白术、半夏、苏梗、桔梗、赤苓、砂仁、枇杷叶、伏龙肝，水煎服，三剂而吐减，数剂而全瘥，后产一女。

胎前胸痛

义兴①荩臣鲁学师夫人，胎前滞下，胸腹胀痛，饮食艰难，大便赤脓，小便短少。荩翁曰：内子素患胸痛，已历多年。在敝地举发，或用枳、朴、槟、黄，方能奏效，若投轻剂，徒增困苦耳。余聆其言而妄为之辨曰：胸为肺室，赖母气以升腾，始能清肃运行，灌溉四脏。一有失调，则天气闭塞，地气冒明，冲和之气郁而成否②，水谷之滞搏而成痛，皆缘胃脘气弱，不能行气于三阴三阳也。若不培其元以固仓廪之虚，泛用苦寒降沉之品，转伤上焦虚无之气，虽暂时爽快，殊不知潜损胃阳，暗增其病，所

---

① 义兴：地名，即今江苏宜兴。
② 否：闭塞。《广雅·释诂》："否，隔也。"

以多年不瘥而日就痿黄也。况带下尤为所禁，即宜安胎之中杂以顺气和血之品，庶便脓愈而后重除，正气复而邪自解。用当归、白芍各二钱，白术、茯苓各钱半，陈皮、神曲各一钱，升麻、葛根各七分，煨木香、炙草各五分，姜、枣煎服，数帖而愈。后产一子，复用建中、理中二汤出入加减，胸痛亦全①。

产后痢疾

娄江祭酒吴梅村②夫人，产后患痢，昼夜百余次，不能安枕。用滞下通导，而后重转增。延家君治之，断为阴虚阳陷，用六味汤加肉桂以保衰败之阴，以补中汤加木香以提下陷之气。盖新产之后，营卫空虚，阴阳残弱，咸赖孤脏③之力生血生气，庶可复后天资生之本。既患下痢，则知元阳已虚，又投峻剂，必使真阴愈竭，惟舍通法而用塞法，易寒剂而用温剂，俾胃关泽而魄门通畅，仓廪实而传道运化，自然精微变化，清浊调和矣。可见胎前产后所恃④者脾元也，所赖者阳气也。坤厚既旺，乾健自复。丹

---

① 全：袌本作"痤"。

② 娄江祭酒吴梅村：吴伟业，字骏公，号梅村。明末清初人，世居昆山，祖父时迁太仓。明崇祯四年（1631）进士，授翰林编修，明亡后辞官归里，清顺治十年（1653）出仕，曾任国子监祭酒。娄江，水名，出太湖，经太仓入长江。

③ 孤脏：脾脏。《素问·玉机真脏论》："脾脉者，土也，孤脏以灌四傍者也。"

④ 恃：原作"情"，据袌本改。

溪云产后①均以大补气血为主，虽有杂症，以末治之②，诚者是言也。

产后发痉

龚姓妇，产后发痉，口歪不语，角弓反张，时或稍愈，顷之复作。诸医皆用风治。予曰：肝为藏血之乡，风水之司也。肝气为风，肝血为水，流则风息而筋脉自舒。古人云治风先治血③，信有言矣。况产后气衰于表，血衰于里，气衰则凑理④疏而外风易袭，血耗则肝木枯而内风煽动，故血不养筋则角弓反张，风淫胃脉则唇口引动。当用滋润之品内养肝血，直补其虚，少佐驱风之剂，使同气相求，得以易入。用四物去芍药，加羌活、防风、独活、勾勾⑤、酒炒荆芥，两剂而愈。若用辛散，则风能燥血，辛走阳气，适滋其困矣。

咳咯脓血

遂安⑥令曹绿岩长君安初，少年嗜欲，真元素虚。已

---

① 产后：此二字原脱，据裘本及《丹溪心法》卷五补。
② 产后均以……以末治之：语本《丹溪心法》卷五。
③ 治风先治血：语本《妇人大全良方》卷三。
④ 凑理：腠理。凑，通"腠"。《文心雕龙·养气》："使刃发如新，凑理无滞。"
⑤ 勾勾：钩藤钩。
⑥ 遂安：旧县名，地属浙江，今并入淳安县。

亥秋，丁内艰①，悲恸太过，内火燔灼，肾水干涸，肌肉顿②消，咳咯脓血，腥秽异常。延予商治，六脉洪大，重按虚豁，右寸独数，此上盛下虚之候。夫上盛者赫曦过极，肺中之假阳旺也；下虚者涸流衰竭，肾家真阴虚也。阴虚则火独发，坎宫津液上腾救母，浸浸炽灼，反成稠痰浊阴，胶结于清虚之脏，久而肺热叶焦，腐化为痈。若不求本而治，则肾阴愈虚，邪火更旺，痈将溃也。法当先清上焦痰火，保定肺气，以麦冬、沙参、紫③菀、贝母、橘红、茯苓、甘草、桔梗、瓜蒌霜等，五更时服，复用六味汤加麦冬、五味，大剂临卧服，以滋化源，数帖而痰清嗽减，一月而精充神复。越三载，因感于邪术，广图婢妾以自娱，前症复发，卒至不救。

痿 废

晋中商人高鸣轩，年六旬外，久历鞍马，餐风冒④雾，六淫之邪，袭⑤其经络⑥，染成痿废，已三年矣。徧访名医，咸以解表为治，两足愈觉无力，顽麻不仁。辛丑夏初，适过海邑，告余服药累百，不获少瘥，自信此身永废

---

① 丁内艰：丧制名，指子遭母丧或承重孙遭祖母丧。
② 顿：原作"頉"，据裘本改。
③ 紫：原作"柴"，据裘本改。
④ 冒：原作"胃"，据裘本改。
⑤ 袭：原作"龚"，据裘本改。
⑥ 络：原作"终"，据裘本改。

矣。予曰：风寒湿气乘虚而入，不思养正以补其本，一误也；屡解表而风邪已去，犹然发散，愈损真元，二误也。且气虚则麻，血虚则木①，人有恒言，是症必为中风先兆。乃以神效黄芪汤加肉桂服之，才四帖麻顿去，便能却杖而行。后还少丹调理月余，倍常矍铄。

左胁顽痹及两足腿麻木

德州都谏王介清，丁内艰，患左胁顽痹，足腿麻木，按摩片时，少堪步履。服清火消痰、补气活血，病势不减。后服阕②入京，邀家君诊视。见伊肾肝脉虚，断为肾虚不③能生肝，肝虚不能荣血，水亏血耗，经队④枯涩之症。先以四物汤加秦艽、石斛、牛膝、葳蕤，不数剂而胁痹顿除。后服肾气丸一料⑤，永不复发。

咳嗽变成喘哮

秦商张玉环，感寒咳嗽，变成哮喘，口张不闭，语言不续，呀呷有声，外闻邻里。投以二陈、枳、桔，毫不见减。延余救之，诊之，右手寸关俱见浮紧，重取带滑，断为新寒外束，旧痰内搏，闭结清道，鼓动肺金。当以三拗

---

① 木：原作"未"，据袠本及《张氏医通》卷六改。
② 服阕：守丧期满除服。阕，终了。
③ 不：原脱，据沪本、袠本补。
④ 队：沪本、袠本作"隧"。
⑤ 料：原作"杯"，据沪本改。

汤宣发外邪、涌吐痰涎为要，若畏首畏尾，谩①投肤浅之剂，则风寒闭固，顽痰何由解释？况经曰辛甘发散为阳②，麻黄者辛甘之物也，禀天地轻清之气，轻可去实，清可利肺，肺道通而痰行，痰气行而哮愈矣。乃以前药服之，果一剂而汗出津津，一日夜约吐痰斗许，哮喘遂平。越二年，因不忌口，复起前证而殁。

血枯经闭

茸城朱公亮令嫒③，血枯经闭，已年余矣，大肉去半，饮食减少，日晡寒热，至夜半微汗而解。余诊其脉，两手细数，证属难疗。《素问》曰：二阳之病发心脾，有不得隐曲，女子不月④。夫心统各经之血，脾为⑤诸阴之首，二经乃子母之脏，其气恒相通也。病则二脏之气乘涩，荣血无以资生。故地道之不行，由心脾之气不充也。张洁古师弟首重《内经》，一以调荣培土为主，而薛新甫⑥将逍遥、归脾二方为用，使气血旺而经自通。若不培补其源，反以

---

①　谩：沪本、裘本作"漫"。
②　辛甘发散为阳：语出《素问·阴阳应象大论》。
③　嫒（ài 爱）：对他人女儿的敬称。
④　二阳之病……女子不月：语出《素问·阴阳别论》。
⑤　为：原脱，据沪本、裘本补。
⑥　薛新甫：薛己，字新甫，号立斋。明代吴郡（今江苏苏州）人。著有《外科枢要》《内科摘要》等。

消坚破硬、苦寒伤胃、通道①癸水为捷经②，殊不知愈攻则虚而愈闭，其生生之源从此剥削殆尽，直至风消贲闭③，虽有神丹，难为治矣。不信予言，专行通道，竟④至不起。

食后感寒热

嘉定庠生沈来雍⑤，食后感寒，头疼发热，胸膈胀满。医用表散消导，虽胸次稍舒，寒热愈剧，反增神昏不寐，已三传经矣。一医因病久症虚，议用温补，一医颇明医理，复尔消导，议论多端，邀余决之。六脉弦数不和，与⑥寒热往来，大便溏而小便赤，此少阳经症，不可汗下与渗，转犯他经，只宜和解，其邪易散。纵有食停，俟邪气解而食自消，此仲景先生之秘旨也。竟以小柴胡汤去人参，加丹皮、炒山栀、花粉、麦冬，一剂而神清气爽，寒热亦定。

暑症越经传

上洋王邑尊幕宾张姓，盛暑发热，至六七日昏沉不语，面赤兼紫⑦，与水则咽，大便不通，身艰转侧。医者

① 通道：通导。
② 经：沪本、裘本作"径"。
③ 风消贲闭：《素问·阴阳别论》："二阳之病发心脾……其传为风消，其传为息贲者，死不治。"据此"贲闭"或是"息贲"。
④ 竟：原作"遄"，据沪本改。
⑤ 雍：沪本作"雍"。
⑥ 与：沪本无此字。
⑦ 紫：原作"柴"，据沪本改。

束手，投束招治。余诊毕，谓王公曰：病虽危候，脉象和顺，况身体软缓，唇吻红润，气息调匀，俱为吉兆。只因邪热传入手少阴经，郁而不舒，所以面赤昏呆，口噤不语。乃以导赤散加黄连、麦冬，佐犀角少许，加灯心、竹叶，煎成，用刷脚抉开口，徐徐灌下，片时觉面①色稍退，再剂而目开能视，三剂而语言如旧，后调理乃安。

半产血崩

李元吉妻，半产后血崩如②注，头晕眼暗，饮食少进，面色青黄，六脉虚大无力，甚至昏晕不苏，一日数次。延予治之。予曰：血脱益气，阳生阴长，《灵枢》之旨也。况阳为阴之使，阴为阳之守③，今④久患崩中，宜乎几微之气⑤时而欲绝，奚能固其内守之阴？所以经流不竭，皆阳气不能卫外故也。若徒事养阴止涩，是人已入井而又投之以石耳。用补中益气汤加五味、艾叶服之，势不稍衰。予思古语云大虚必挟寒⑥，再以人参一两，熟⑦附一钱，煎成呷下，乃熟睡片时，醒来晕减神清。后以养荣汤去肉桂，加附子，调理而安。

---

① 面：原作"而"，据沪本、裘本改。
② 如：原作"为"，据沪本、裘本改。
③ 阳为阴……阴为阳之守：语本《素问·阴阳应象大论》。
④ 今：原作"令"，据沪本、裘本改。
⑤ 气：原脱，据沪本补。
⑥ 大虚必挟寒：语出《冯氏锦囊秘录·杂症大小合参》卷一。
⑦ 熟：原作"热"，据沪本、裘本改。

自幼腹痛

雷廉道①潘畏庵乃郎，自幼腹痛，向以内伤调治，时或见愈，不能杜根。庚子春，过龙华扫墓归，由巨浦而前，适风雨骤至，银浪排山，泊舟小港，因而受饥忍寒，痛遂大作。邀予往治，左手脉皆弦迟，右寸关虚大无力，盖此症因饮食过饱，伤其中州，嗣后食虽消，而太阴分野②犹然损伤，故一有不调，痛即随至。况历有岁时，中脘之阳不布，畜③积痰涎，结成窠臼④，即《内经》云末传寒中⑤之谓也。若不用温补辛散之品，其沉郁久凝之疾焉能转否为泰乎？用异功散加桂枝、半夏、炮姜、木香，为粗末，姜煎服，痛即止。后照前方加益智仁、白芍、神曲，姜汤和丸，初服三钱，后不复发。

胃脘痛

大学士徐元扈⑥夫人，胃脘痛，初以气治，次以食治，

① 雷廉道：清代广东所属诸道之一，康熙十三年（1675）置，驻廉州府，领雷州、廉州二府。

② 分野：古时将天上的星宿与地上的州郡相对应，称某州郡为天上某星宿的分野。此指相应部位。

③ 畜：同"蓄"。《周易·序卦》："比必有所畜。"陆德明释文："畜，本亦作'蓄'。"

④ 臼：原作"旧"，据裘本改。

⑤ 末传寒中：语见《内外伤辨惑论》卷中。

⑥ 徐元扈：徐光启，字子先，号玄扈。明代松江（今属上海）人。明万历间进士，官至礼部尚书、文渊阁大学士。"元扈"系清人避讳而改。

继以火治，总不见效，痛至昏瞆，良久复苏。延家君治之，曰：夫人尊恙，非气非食，亦非火也。由劳碌太甚，中气受伤，脾阴弱而不化，胃阳衰而不布，阴阳并虚，仓廪壅滞，转输既弱，隧道失运，所以浊清相干，气血相搏而作痛者。若用消导，则至高之气愈耗；误投寒剂，则胃脘之阳益伤。为今之计，非补不可。虽云痛无补法，此指邪气方锐者言也。今痛势虽甚而手按略止，脉气虽大而重按稍松，则脉症俱虚，不补而何？用六君子汤加香附、砂仁，一剂而眩定痛止。

怔忡手足麻木

嫪城①王五松子舍，大肉削去，虚气攻冲，怔②忡恍惚，手足麻木，不能自主，夜寐不宁。咸谓心脾之气涣散，所以脉络张③弛，如不束之状，所谓解㑊④者是也。盖阳明为气血俱多之乡，主束骨而利机关者也。阳明戊土一虚，必盗母气自养，而心亦虚矣⑤。《灵枢》云：心怵惕思虑则伤神，神伤则恐惧自失，破䐃肉脱矣⑥。治宜补心脾

---

① 嫪（liú 刘）城：上海嘉定的别称。

② 怔：原作"症"，据沪本改。

③ 张：原作"胀"，据沪本改。

④ 解㑊（yì 义）：病名。《素问·平人气象论》："尺脉缓涩，谓之解㑊。"

⑤ 矣：原作"以"，据沪本改。

⑥ 心怵惕思虑……破䐃（jùn 俊）肉脱矣：语本《灵枢·本神》。䐃，肌肉突起部分。

之气，以充元神之用，可指日而奏功。乃与归脾汤，服百①帖而始止。

久泻肉脱肢体浮肿

分镇符公祖令媛，久泻肉脱，肢体浮肿，大腹胀痛，便内赤虫，形如柳叶，有口无目，更兼咳嗽烦②躁，夜卧不寐。召余调治。符公曰：小女之疾，起于夏间，因③饮食不节，淹缠半载，服利水药，身肿不减④，用参芪等剂，胀闷益增。余细为审察，盖中央脾土喜燥⑤而恶湿，为脏腑根本，生化源头，虽云至阴之地，实操升阳之权。盛暑之际，六阳外发，阴寒潜伏，加以浮瓜沉李，饮冷吞寒，使乾阳之气郁坤土之中，所以气滞而湿化，湿化而热生，湿热壅滞，转输不行，仓廪之精华下陷而为泄泻，久则清阳愈虚，浊阴愈盛，留于中州则为腹胀，散于肌肉则为浮肿，上乘肺分则为咳嗽。况脾为诸阴之首，肝为风木之司，湿热盛则阴虚而烦躁夜争，肝风旺则遇湿而虫形生化。头绪虽多，不越木旺土衰之征，治当调脾抑肝，佐以升清降浊，使湿去土燥，病当渐去。用白术、茯苓、半

---

① 百：原作"不"，据沪本改。
② 烦：原脱，据沪本补。
③ 因：原作"困"，据沪本改。
④ 减：原作"咸"，据沪本改。
⑤ 燥：原作"操"，据沪本改。

夏、芍药、黄连、玉桂①、干葛、柴胡、厚朴、乌梅、花椒等剂，调理而安。

泄泻症

燕山中丞②刘汉儒，泄泻数日。医见肝脉弦急，认为火热，用苦寒平肝，反洞泄不已，筋挛少气。招家君往治，曰：此因寒气入腹，清阳不能上腾，即《素问》清气在下则生飧泄③之意也。前医以肝脉急④为火，余以肝脉盛为寒，盖寒束之脉，每多见弦，先哲明训，斑斑可考，何得以寒为热耶？方以苍术、白术各二钱，羌活、防风各一钱，干葛、炮姜各八分，升麻、柴胡各五分，一剂而减。

阴雨左足麻木

上洋秦斋之，劳欲过度，每阴雨左足麻木⑤，有无可形容之苦。历访名医，非养血，即补气，时作时⑥止，终未奏⑦效。戊戌春，病势大作，足不转舒，背心一片麻木不已。延予治之，左脉沉紧，右脉沉涩。此风寒湿三气杂

----

① 玉桂：肉桂。
② 中丞：御史中丞，清代用为对巡抚之称。
③ 清气……则生飧泄：语见《素问·阴阳应象大论》。
④ 急：原作"高"，据沪本改。
⑤ 木：原作"末"，据裘本改。
⑥ 时：原作"特"，据裘本改。
⑦ 奏：原作"秦"，据裘本改。

至合而为痹，其风气胜者为行痹，寒气胜①者为痛痹，湿气胜者为着痹。着痹者，即麻木之谓也。明系湿邪内着，痰气凝结，郁而不畅，发为着痹。须宣发燥湿之剂，加以报使之药，直至足膝，庶湿痰消，而大气周流也。方以黄芪、苍术、桂枝、半夏、羌活、独活、防己、威灵仙，数帖而痊。若以斋之多劳多欲而日服参、芪，壅瘀队道，外邪焉能发而病安能去乎矣？

两足肿痛

海宁相国陈素庵②，病足肿痛，用补血药则肿愈甚，用补气药则痛益增。延家君往治，诊其脉，奚而兼③滑，属湿痰流注下焦，为有余之症，定非不足也。若滋阴则壅滞阳气，若补阳则胶固经络，此病之所以增进也。用陈皮、半夏、茯苓、独④活、苍术、厚朴、桔梗、灵仙，两服痛减肿消。故虚虚之祸，世所共戒，寔寔⑤之殃，人每蹈之。若徒执补养之法，是未明标本缓急、邪正虚寔之机也，乌足以议与道哉？所以戴人⑥立法，专主驱邪，诚虑夫补寔之祸，以救末流时弊耳。

---

① 胜：原作"膝"，据裘本改。
② 陈素庵：陈之遴，字彦升，号素庵，浙江海宁人。明崇祯十年（1637）进士，授翰林院编修，明亡后降清，任礼部尚书、弘文院大学士等。
③ 兼：原作"气"，据沪本改。
④ 独：原作"烛"，据沪本、裘本改。
⑤ 寔：通"实"。
⑥ 戴人：张从正，字子和，号戴人。金代医家，著有《儒门事亲》。

产后恶露不尽兼鼓胀

皖城玉山王学师子舍，产后早服参、芪，致恶露①不尽②，因过于恚怒，变为鼓胀，青筋环腹，神阙穴出。延予商治，左手脉皆弦劲，重按则涩，右手洪滑，此下焦积瘀，怒气伤肝，以致是症。夫畜血之候，小腹必硬而手按畏痛，且水道清长；脾虚之症，大腹柔软而重按之不痛，必水道涩滞。以此辨之，则属虚属寔，判然明矣。王翁曰：是症为积瘀不行无疑矣，前治皆模糊脉理，溷投药石，所以益增胀痛。今聆详辨，洞如观火，请疏③方为感。遂用归稍、赤芍、香附、青皮、泽兰、厚朴、枳寔④、肉桂、元胡等，加生姜，间投花椒仁丸，三服，数日后胀痛悉愈。

脾泄经年

张侍川，脾泄经年，汤药遍尝，大肉尽削，小便枯竭，势已危殆。余往诊之，左脉弦细，右脉虚微，此系乾阳不运，坤阴无权，所以脾伤而破䐃肉脱，肺虚而气化失调，俾浊阴不降，内滞肠胃，清阳不发，下乘肾肝，由是

---

① 露：原作"路"，据裘本改。
② 尽：原作"兼"，据裘本改。
③ 疏：原作"流"，据裘本改。
④ 枳寔：裘本作"枳实"。

三阴受伤而成久泄之症。况当四十之年①，升阳②之气与浊阴之令自此相半。今侍川已逾五旬，不思举其下陷之阳③，反以渗利为用，则失治本之旨矣。且下久亡阴，未有久泄而肾不虚者。若单补其脾，则力缓不能建功，须得温暖下焦之品辅佐，俾其④间丹田火旺则脾土自温暖，中州健运则冲和自布，精微之气上奉乾金，下⑤输膀胱，分别清浊，则二便自和，可以指日收功矣。方用人参、白术、黄芪、炙草、广皮、木香、升麻、柴胡、肉果、补骨脂，数剂而小便亦寔⑥，后以四神丸加煨木香调理乃安。

久泄不已

家君治江右太师傅继庵夫人，久泄不已，脉象迟微，微为阳衰，迟为阴胜，此脾土虚而真阳衰也。盖脾虚必补中而后土旺，阳衰必温中然后寒释，乃以四君子加姜、桂，服二剂而畏寒如故，泄亦不减，知非土中之阳不旺，乃水中火不升也。须助少火之气上蒸于脾，方能障土之湿。遂用人参三钱，白术五钱，肉桂一钱，附子一钱，数帖渐瘥，后八味丸调理乃安。

---

① 之年：此二字原倒，据文义乙正。
② 升阳：疑为"清阳"。
③ 阳：原脱，据裘本补。
④ 俾其：此二字原倒，据文义乙正。
⑤ 下：原脱，据裘本补。
⑥ 亦寔：疑为"已通"。

小腹刺痛连胁

　　春元唐次仲，小腹脐傍①刺痛，连胁及胸，坐卧不安。余诊，六脉弦滑，重取则涩，此食后感怒，填塞②太阴，致肝气郁而不舒，困而作痛。经曰木郁达之③，解其郁而痛自止，用二陈汤合平胃散，加枳壳、木香，一服而愈。

风寒不解受温疟

　　秣陵罗明求，奉藩催④饷，适感风寒，发热恶寒，头疼体痛，至七日后变成温疟，发时惊骇异常，日晡见鬼如二岁童子大者数十，缠绕腰间，悚惧不堪，至晚方散，已五六发矣。治者皆为鬼疟，议用截法，然犹未决。邀余诊视，六脉洪滑，余曰：此系痰涎内积，非真邪祟外干也。古语有云无痰不成疟⑤，又曰怪病多属痰⑥，盖痰乃液所化，液乃肾所主，必平日肾水素弱，虚火独旺，煎熬精液成痰，攻冲经络而为疟之根本。况腰原属肾，其液化为痰，更无疑矣。惟先驱其痰，俟痰去而疟鬼自除，然后培补本原，至为切当。遂用小柴胡汤加茯苓、枳壳、槟榔⑦，

---

①　傍：同"旁"。《广韵·唐韵》："傍，亦作'旁'。"
②　塞：原作"寒"，据文义改。
③　木郁达之：语出《素问·六元正纪大论》。
④　催：原作"摧"，据沪本改。
⑤　无痰不成疟：语见《医学入门》卷四。
⑥　怪病多属痰：语见《神农本草经疏》卷一。
⑦　槟榔：槟榔。

临服调元明粉三钱，顷刻便润下积痰甚快，至明日而疟鬼俱绝。

嗜酒多痰无端见鬼

句容①孔太师随朝使者，每至午余无端见鬼，恐惧昏沉，夜半发热，黎明始苏。诸医用安神养血之药，继投导痰顺风②之剂，均无效验。邀家君诊视，两手脉现滑数，此因沉湎于酒，酒能生湿，湿能助火，火湿相合而成痰，痰迷心窍则见鬼。即以③橘红、贝母、天花粉、干菖、黄芩、麦冬、山栀、竹茹、天地茶，二服而神精④鬼没，四剂而平复如初。

怯弱腹痛误认暑湿

胡文宰子舍，向患怯弱，乙巳季夏，方饮食后，忽腹中绞痛，自谓着暑，调天水散一服，不愈。又疑停食，进山查麦芽汤，其痛更增，发厥昏晕，无有停歇，中脘硬痛，手不可近，两眼露白，舌缩谵语，状若神灵。延医调治，或曰大便寒而用⑤枳、朴，或云积暑而用芩、连，诸药杂投，病势益增，当事者咸疑惧无措，余独谓虚症，力

---

① 句容：县名，今属江苏镇江。
② 风：沪本作"气"，义胜。
③ 以：原作"之"，据沪本、裘本改。
④ 精：沪本、裘本作"清"。
⑤ 用：原作"胃"，据沪本、裘本改。

主大补之剂。盖平昔脉弦洪兼数，且右手更旺，今也转数成迟，左手更觉无本根，此至虚有盛候，凭脉合症之良法①。急煎理中汤，加陈皮、半夏与服，庶胃气充沛②，元阳流动，总③有蓄积盘踞方隅，定然向风自化，果一剂而稍安，数剂而全愈。

暑热发狂

慈溪天生杨先生，馆江湾镇，时值盛暑，壮热头痛，神昏发斑，狂乱不畏水火，数人守之，犹难禁止，甚则舌黑刺高，环口青暗，气促眼红，谵语直视。迎余往治，余见众人环绕，蒸汗如雨，病狂躁无有休息，寻衣摸床，正在危候，强按诊脉，幸尚未散，急取箸头缠绵，用新汲水抉开口，凿④去芒刺，即以西瓜与之，犹能下咽。乃用大桶置凉水，并洒湿中间空地，设席于地，扶患者卧上，再用青布丈许，摺作数层，浸湿，搭在心间，便云顿入清凉世界六字，语虽模糊，亦为吉兆。遂用大剂白虎汤与服，加黄芩、山栀⑤、元参，半日之间狂奔乱走，目无交睫，此药入口，熟睡如泥。乡人尽曰休矣，余曰：此胃和而睡

① 凭脉合症之良法：沪本作"依脉舍症，最为良法"八字，义胜。
② 沛：原作"肺"，据沪本改。
③ 总：同"纵"。唐代杜甫《酬郭十五受判官》："药裹关心诗总废，花枝照眼句还成。"
④ 凿：沪本作"拭"，裘本作"清"。
⑤ 栀：原作"桅"，据沪本、裘本改。

着也，不可惊觉。自日中至半夜方苏，其病遂愈。

呕血症

吴明初，平素体弱，因年来忧郁，忽然呕血，自蚤①至暮百余碗，两目紧闭，四肢冰寒，冷汗如注，汤药入口，随即吐出，举族惊惶②。迎余视之，幸病虽为急，脉尚未散，喘促犹缓，一线生机，尚可挽回。若以血药投治，则无及矣。盖初则血随气上，今则气随血脱。语云有形之血不能速生，几微之气在所急固③，此阳生阴长之道，寓诸《灵》《素》，扶阳抑阴之权，具于《羲易》④，诚以阳者生之本，阴者死之基，故充塞四支⑤，温润肌肉，皆赖此阳气耳。今脉气虚微，天真衰败也；汗雨不收，卫气散失也；四肢冰冷，清阳不能旁达也；两目紧闭，元神不能上注也。药入即吐，继之以血也，乃呕伤胃脘，守荣之血不藏也。为再用汤药，恐激动其吐，宜设计以取之。遂用人参一两，白芨四钱，均为细末，米饮调，丸如樱桃大，嚼化，自黄昏至一更约用一半，汤饮方通，血亦不吐。至明日，神思稍清，脉气未静，似芤似革⑥，参互不

① 蚤：沪本作“朝”，裘本作“早”。
② 惶：原作“狂”，据沪本改。
③ 有形之血……在所急固：语本《医贯》卷一。
④ 羲易：即《周易》。羲，指伏羲，八卦的始作者也。
⑤ 支：原作“大”，据沪本改。
⑥ 革：原作“草”，据沪本、裘本改。

调，全无胃气，尽属阴亡于中、阳散于外之象。乃速煎参附进之，以追散失之元阳，八日内记服人参二斤，附子五枚，而元气顿充，脉始收敛，至今强健倍常。倘此时稍有疑虑，徒任浅剂，焉能挽回其真气耶？

吐血症

上海邑尊陈虞门幕宾，吐血不已。或用犀角地黄汤降火，或以加味四物汤滋阴，绝谷数日，气喘随毙。延家君诊治，六脉虚弱，精神怠倦，明属思虑过度，脾元亏损，所以气衰则火旺，火旺则血沸而上溢也，血脱则气孤，气孤则胃闭而绝谷也。法当①甘以悦脾，温以启胃，甘温相济，脾胃调和，庶元阳得以扶持，气血有所生长耳。遂用四物汤加米仁、石斛、麦冬、五味、广皮、桔梗，数帖而愈。

眼胞生疙瘩

吴淞一女，在②闺时患左眼上胞内生疙瘩，日渐长大，下垂遮目，红肿重坠，痛楚异常。峃③科者始以驱风治标，继以养血治本，迁延岁月，未获稍减。余诊其脉，左关弦强搏指，右关艰涩。予曰：目廓应肝，内轮应脾，肝脾二

---

① 当：原作"常"，据沪本、裘本改。
② 在：原作"左"，据沪本、裘本改。
③ 峃：同"专"。

脏性喜疏利，故忧思伤脾则气结而血瘀，恚怒伤肝则气郁而热生，由是火炎血沸，上腾空窍，地廓积闭①，火旺②赤肿也。治宜疏中宫之滞，泻东方之寔，庶郁开火降，瘀化肿消③耳。用龙胆泻肝汤数帖，疙瘩渐消。复以六味丸料加龙胆草、白蒺藜、决明子、牡蛎，与滋阴之中兼以清火之品，逾日而平复。

寒热神思恍惚

周文伯，乡居课农④，偶发寒热，解表一剂，转觉神思恍惚，日增倦怠，目呆如愚，语言错乱，昼夜呻吟，六脉微强⑤，不堪重按。余曰：是症之因，必有大惊，损伤神气，故现神魂⑥飞越之象。盖神藏于心，心主镇静，魂藏于肝，肝主惊骇，故惊则气乱，心失镇静之常，神气孤浮，邪入神明之窟，由是魂无安宅，飘荡于外。若能安神益气，固其⑦飞杨⑧之真，自然魂随神摄，可复清明之职，丹书所谓神是性兮气是命，神不外驰气自定⑨者也。遂服

---

① 闭："闭"原作"开"，据裘本改。沪本作"热"。
② 火旺："火"原作"降"，据裘本改。沪本此二字作"肉轮"。
③ 消：原作"梢"，据沪本、裘本改。
④ 课农：督责农事。
⑤ 强：沪本作"弦"，裘本作"弱"。
⑥ 魂：原作"鬼"，据沪本改。
⑦ 其：原作"文"，据沪本改。
⑧ 杨：沪本、裘本作"扬"。
⑨ 神是性兮……气自定：语见宋代曹文逸《灵源大道歌》。

归脾汤数帖，灵动如初。自述病概缘溪头失足，从高坠下，遂觉神气越出，精采①不定，乍②见游魂，须眉状貌，酷肖己身，约长尺许，或从空行走，或相依同寝，所谓魂离吾体，断不诬矣。自后稍有震怒，惊呆复作，屡用前方获效。后迁于城，道逢形③人，因而受惊，至晚忽大呼杀人，举家骇异，议用前药。值余适至，复诊其脉，弦强搏指，较前大异，此正虚祟乘之病，非从前神脱魂离者比也。治当清痰降火，祟是④不作。若用参、芪胶固邪气，将成痼疾矣。乃以温胆汤加⑤苏子、黄芩、山栀、瓜蒌，服即熟睡，醒来诸病如失。但觉倦怠，乃淡粥调养，数日后仍服归脾汤而全愈，则知鬼岂真鬼耶？

痢　疾

娄⑥江金公采，深秋患痢，昼夜百余次，赤脓腥秽，呕恶不食，口渴⑦发热。向用滞下法，竟难⑧奏效。忽冷汗不止，四肢如冰，气促神昏，延余往治。外证虽逆，六脉

---

① 精采：精神。
② 乍：原作“作”，据沪本改。
③ 形：通“刑”。《说文通训定声·鼎部》：“形，假借为‘刑’。”又，沪本作“刑”。
④ 是：沪本作“自”。
⑤ 加：原作“如”，据沪本、裘本改。
⑥ 娄：原作“萎”，据沪本改。
⑦ 渴：原作“汤”，据沪本、裘本改。
⑧ 竟难：原作“意艰”，据沪本、裘本改。

尚存，乃煎附子理中汤，服二剂，四肢渐温，自汗①渐收。又服数帖，精神充旺，痢下顿除。若拘痢之赤白，口渴身热，再投凉药，气将脱矣，故曰泻虚补实，神去其室②，此之谓也。

温病发热

淮右③章公克，壬寅春，客游海邑，患温病发热，邪气再传，壮④热神昏，濈濈⑤自汗，眼红面赤，口渴舌黑，胸膈满⑥闷，势甚危殆者。泛用清热轻剂，以冀幸免。余曰：春温之温⑦，邪伏藏于冬，触发于春，随天气化，寒郁为热，此时令之热也；脉来洪大，舌黑口干，灼热汗流，神思昏瞆⑧，此⑨脉症之热也。当速煎甘寒大剂，清彻里邪，庶不使胃热腐化。若徒任芩、连诸药，恐一杯之水难救车薪之火，势必自焚矣。立方用石膏五钱，麦冬二钱，知母、花粉各一钱五分，山栀一钱，甘草五分，加竹叶、粳米、灯心为引，二剂而神爽热除。

---

① 汗：原作"肝"，据沪本、裘本改。
② 泻虚……其室：语本《灵枢·胀论》。
③ 淮右：宋代设淮南东路与淮南西路，分称"淮左"与"淮右"，淮右约相当于今安徽省地。
④ 壮：原作"杜"，据裘本改。
⑤ 濈（jí急）濈：聚集貌，形容汗盛。
⑥ 满：原作"膹"，据裘本改。
⑦ 春温之温：此下原衍"之"字，据裘本删。
⑧ 瞆：原作"瞶"，据裘本改。
⑨ 此：原作"比"，据裘本改。

胸膈胀闷

大名司理陈玉山，素患胸膈胀闷，四肢顽麻，六脉坚劲，似芤类革①，咸属冲和虚损、清阳散耗之症，用六君子汤加益智、肉桂以培脾，并进金匮肾气丸一料，已获稍安。至丙午春，偶遭奇讼，恚怒不舒，胸膈否塞，右肋胀痛，下便瘀血，上增呕恶，粒米不进者二十余日，六脉顿退，重按豁然。予曰：脉为神机，神为气立，全赖胃气充沛者也。今脉息无神，则知郁结伤脾，脾病传胃，俾磅礴浩大之气停留郁滞于中，所以胃脘否满者，脾主中州也，右胁胀痛者，坤出西南也。况木②虽条达，依土为生，土既硗薄③，木无生长，此物理之常耳。故郁怒太过，不但重损脾阴，而肝亦自病，所以不能藏血而血瘀，血去而阴伤，阴伤则阳无以自主，将有飞越之虞也。速宜培养元神，不使涣散，乃可万全。遂用附子理中汤数贴，能食渐进，后用六君子汤兼八味丸而安。

食蟹腹痛

文学④包日俞，因食蟹腹痛，发则厥逆，逾月不已。延余商治，述前服平胃、二陈，继服姜桂理中，不但无

---

① 革：原作"草"，据裘本改。
② 木：原作"本"，据裘本改。
③ 硗（qiāo 敲）薄：土地硬而瘠薄。
④ 文学：汉代征聘人才的科目，后世用为儒士之称。

效，反增胀痛。余曰：痛非一端，治亦各异。感寒者绵绵无间，因热者作止不常，二者判若霄壤。尊恙痛势有时，脉带沉数，其为火郁无疑。虽因食蟹，然寒久成热，火郁于中，热极似寒，厥冷于外，此始末传变之道，明训可考。奈何执泥虚寒，漫投刚剂，是以火济火，求愈岂不难哉？以四逆散加酒炒黄连，一剂而愈。

校注后记

《旧德堂医案》一卷，医案专著，清代李用粹著，唐玉书辑，包括内科、妇科、产科、外科、伤科等科。医案夹叙夹议，论说有据，用药有法，风格平实，篇幅虽短，但特色鲜明，对现代中医临床有较高参考价值。

一、关于作者

李用粹，清初医家，字修之，号惺庵，生卒年不详。先祖世居鄞县（今属浙江宁波），至其父李赞化时迁居松江。据清乾隆《上海县志》，李赞化于明崇祯间曾任中书舍人，亦精医学。李用粹自幼好学，初习科举，三试不售，后随李赞化习医，尽得家传，精研医术，终成清康熙间上海名医。康熙二十六年丁卯（1687），李用粹著成《证治汇补》八卷，卷各一门，精选历代论述，并参己意以补充阐发，颇有见地。李用粹勤于临证，撰《旧德堂医案》，经其门人唐玉书整理，传于今。

唐玉书，字翰文，上海人，师从李用粹，曾整理其师医案，成《旧德堂医案》一卷。原书有唐廷翊小叙一篇，称"二三同志虑照示之不广也，属余立案以记之"，结合原书书题下"云间李用粹修之父著　门人唐玉书翰文父记"的题署，则唐玉书与唐廷翊为一人。

《旧德堂医案》李用粹自叙称"虽无回生起死之功，

稍有吹枯振槁之用。或舍症而取脉，或舍脉而取症，或对症以定方，或因方以立论，楮陈墨迹，累案盈几矣。及门二三子请付剞劂，用广闻见，于是不揣愚鄙，聊录一二"，则《旧德堂医案》为李用粹著。《中国中医古籍总目》著录《旧德堂医案》为李用粹撰，唐玉书编，系根据两种抄本均在书题下有"云间李用粹修之父著 门人唐玉书翰文父记"的题署。但从《旧德堂医案》的行文看，如"延予决之""迎予往治"，显然是李氏自称的口气。至于治疗相国文湛持、槜李孝廉沈天生夫人、燕京礼垣房之麟等案，或称"延家君治之"，或称"迎家君往诊"，亦是李氏口吻，因此，《旧德堂医案》原著者为李用粹，唐玉书只是整理润色者。

二、成书与流传

《旧德堂医案》所载医案多数未载明时间，载明时间的不过十余则，而其中最晚者为清康熙五年丙午（1666）。李用粹于清康熙二十六年丁卯（1687）著成《证治汇补》，因此《旧德堂医案》显然不是李用粹的医案集，更不是李赞化、李用粹父子的医案集，只是李用粹手录，经唐玉书整理而成的医案选编。

《旧德堂医案》前有田元恺作于云间（即上海松江）官署中的序。田元恺为陕西绥德州人，拔贡出身，曾任松江府同知，顺治十八年辛丑（1661）转任桂阳州知州。田元恺感于李用粹在顺治十八年（1661）仲秋"以补天之功，斡旋造化，展指上阳春而沉寒忽散，泼壶中甘露而元气顿充，起家君于万死一生之危，"仿古人式庐下车之敬，旌其堂曰'今日东垣'"，并且为《旧德堂医案》作了一篇序文，序末署为"书于云间署中"，则当时田元恺仍在松江，尚未赴任桂阳。田元恺作此序时为顺治十八年，而书中所载医案则康熙元年至五年皆有，可知《旧德堂医案》的成书时间较长，其最后成书可能在康熙五年或稍后。

《旧德堂医案》今存清抄本二种，未见刻本，但据李用粹自叙称"或舍症而取脉，或舍脉而取症，或对症以定方，或因方以立论，楮陈墨迹，累案盈几矣。及门二三子请付剞劂，用广闻见，于是不揣愚鄙，聊录一二"，似乎其书刊行在即。唐玉书小叙称"二三同志虑照示之不广也，属余立案以记之，用是敢竭斑见，敬陈片言"，前句"属余立案以记之"似为编录之意，但后句"敢竭斑见，敬陈片言"则又似是为其书作序的意思。至于田元恺，则径直在序中称"余故爰载始末，附诸简端，以志感云，若夫活人功用，自有笔舌可纪，是刻特其一斑耳"，"爰载始末，附诸简端"系作序之意，而"是刻"虽指《旧德堂医案》之书，却显然表示其书刊刻在即，慨然为序。因此，《旧德堂医案》可能曾有刻本，或将刻而未果，唯已难考其详。

三、版本与馆藏

《旧德堂医案》今存清抄本二种，一藏中华医学会上海分会图书馆，一藏上海中医药大学图书馆，两本互有异同。1924年，裘吉生辑印《三三医书》，将《旧德堂医案》抄本收入第一集。《三三医书》为近代排印本，近年亦有新版，兹不赘述，仅将中华医学会上海分会图书馆、上海中医药大学图书馆所藏抄本有关情况介绍如下：

1. 中华医学会上海分会所藏抄本

用印本纸笺抄成，装帧亦仿线装，四周双栏，单鱼尾，每半叶十行，行十八至二十字，字体楷书，带行书意，前有田元恺旧德堂医案序、李用粹自叙、唐玉书小叙，次为正文，"旧德堂医案"书题下有"云间李用粹修之父著 门人唐玉书翰文父记"题署，"伤暑食"案有无名氏眉批一条。正文末有"旧德堂医案终"字样。正文字体约有三种，可能由于为抄写人或抄写时间不同，或为补抄。有多处涂改痕迹。有些字为俗体字，如"关（關）"写作"関"，"齐（齊）"写作"斉"等。载案67则，皆无题，编排亦无科别之序。

2. 上海中医药大学图书馆所藏抄本

系《旧德堂医案》与《周雅宜医案》之合抄本，前为《旧德堂医案》，后为《周雅宜医案》，宣纸抄成，封面有"张敬千志"四字。书前三序次序与中华医学会上海分会所藏抄本同，惟田元恺序标题无"序"字，李用粹自叙末尾无题署，唐玉书小叙题署"唐廷翊"上有"门人"二字，正文末无"旧德堂医案终"字样。正文每半叶九行，行二十四字，字体一致，显系一人抄写，为楷书兼有行书意，但书写规整，罕见俗体字。全书载案44则，较中华医学会上海分会所藏抄本少23则，各案皆有题，编排亦无科别之序。

四、内容与特色

1. 尊崇经典

中医经典著作自古至今都对中医临床发挥指导的作用。《旧德堂医案》虽为医案之作，但论病辨证，遣方用药，皆遵循《素问》《灵枢》《伤寒论》等经典著作的理论，结合病情予以阐说发挥，并对经典中医理论予以印证，在历代医案著作中较有特色。如"骨痿证"案，患者"经年伏枕，足膝枯细，耳轮焦薄，形容憔悴"，李用粹认为系"肾虚精耗，髓空骨痿"，即征引《素问》"肾者作强之官也"的原文及王冰"滋苗者必固其根，伐下者必枯其上"的注文，对病机和治法进行论述，提出"用气血之属同类相求，兼以报使之品直抵下焦"的治疗方案，用人参、白术、当归、地黄、茯苓、肉桂、鹿茸、龟甲、萎蕤、牛膝等"重剂"获愈。再如"怔忡手足麻木"案，患者"大肉削去，虚气攻冲，怔忡恍惚，手足麻木，不能自主，夜寤不宁"，认为"阳明为气血俱多之乡，主束骨而利机关者也。阳明戊土一虚，必盗母气自养，而心亦虚矣"，而后引《灵枢》"心怵惕思虑则伤神，神伤则恐惧自失，破䐃肉脱矣"之训，提出补心脾之气以充元神的治则，用归脾汤而获愈。

2. 用药平和

《旧德堂医案》所载各案不乏危急重症，但综观其用药则大多平和，并无险僻怪诞之法，如用补中益气汤加阿胶、醋炒荆芥治愈便血证，用二陈汤加山栀、枳壳、钩藤、羌活、防风治愈似病非病，用三拗汤宣发外邪、涌吐痰涎治愈咳嗽变成哮喘，用归脾汤治愈怔忡手足麻木，用四物汤加丹皮、玉竹、秦艽、麦冬等治愈耳至胁结核成块，用归脾汤加益智、炮姜治愈悲哀血崩等。其中"伤寒郁热谵语神昏"案，患者因"伤寒郁热，过经不解，愈后食复"而出现"谵语神昏，刺高胎黑，耳聋如愚，六脉洪大"，病情较危重，李用粹认为系"阳明胃热，血化为斑"，提出"宜清胃解毒，使斑点透露，则神清热减"，遂用竹叶石膏汤二剂，服后患者"壮热顿退，斑势掀发，但昏呆愈甚，厉声呼之，亦不醒觉，将身掀动，全无活意，惟气尚未绝，俱云死矣"。李氏复诊，发现"脉两手皆在，不过虚微耳"，认为系"邪火虽退，正气独孤"，于是"急用补胃之剂以醒胃脘真阳"，方用生脉散合四君子汤，患者"至夜半而两目能视，乃索米粥"，最终调理而获愈。此案中患者病情危重，已到了"俱云死矣"的地步，但李氏据证选方，用药依然平和，而终获痊愈，可知其用药不尚险僻，不用重剂，善用平和之法除危重之疾。

3. 辨证精审

《旧德堂医案》夹叙夹议，辨证部分语言简练，但能切中病机。如"阴雨左足麻木"案，患者"劳欲过度，每阴雨左足麻木，有无可形容之苦"，看似症状简单，先有医者用补气、补血之法，不仅日久不愈，反致"病势大作，足不转舒，背心一片麻木不已"。李氏诊脉，"左脉沉紧，右脉沉涩"，认为系风寒湿三气杂至合而为痹，并紧扣"麻木不已"而断为"着痹"，认为"着痹者，即麻木之谓也，明系湿邪内着，痰气凝结，郁而不畅，发为着痹"，于是用"宣发燥湿之剂"治疗而愈。其间关键在于据"麻木"而辨为"着痹"，先引《素问》"风寒湿三气杂至合而为痹，其风气胜者为行痹，寒气胜者为痛痹，湿气胜者为着痹"之语，而后径以"麻木"而指"着痹"，辨析简明直捷，直切病机关键。再如"温病发热"案，患者"温病发热，邪气再传，壮热神昏，濈濈自汗，眼红面赤，口渴舌黑，胸膈满闷"，李氏认为"春温之温，邪伏藏于冬，触发于春，随天气化，寒郁为热，此时令之热也；脉来洪大，舌黑口干，灼热汗流，神思昏瞆，此脉症之热也"，将时令之热与脉症之热两相比照，认为系春温之重症，"当速煎甘寒大剂，清彻里邪，庶不使胃热腐化"，药用石膏、麦冬、知母、花粉、山栀等，"二剂而神爽热除"。书中所载各案疗效卓著，关键在于辨证精审。

总 书 目

I

卫生编

袖珍方

仁术便览

古方汇精

圣济总录

众妙仙方

李氏医鉴

医方丛话

医方约说

医方便览

乾坤生意

悬袖便方

救急易方

程氏释方

集古良方

摄生总论

辨症良方

活人心法（朱权）

卫生家宝方

寿世简便集

医方大成论

医方考绳愆

鸡峰普济方

饲鹤亭集方

临症经验方

思济堂方书

济世碎金方

揣摩有得集

巫斋急应奇方

乾坤生意秘韫

简易普济良方

内外验方秘传

名方类证医书大全

新编南北经验医方大成

临证综合

医级

医悟

丹台玉案

玉机辨症

古今医诗

本草权度

弄丸心法

医林绳墨

医学碎金

医学粹精

医宗备要

医宗宝镜

医宗撮精

医经小学

医垒元戎

医家四要

证治要义

松厓医径

扁鹊心书

素仙简要

慎斋遗书

折肱漫录

丹溪心法附余

IV